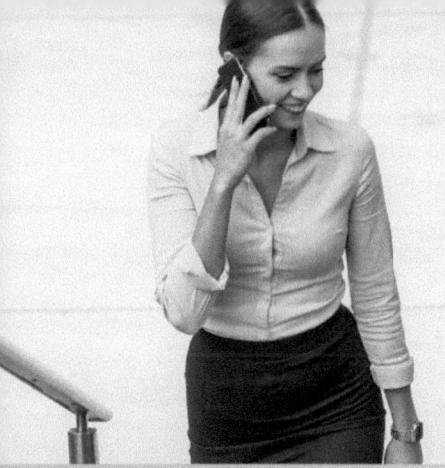

L'Entrainement 3D

NUTRITION / MOTIVATION / EXERCICE PHYSIQUE

OBTENEZ LE CORPS DE VOS RÊVES EN QUELQUES SEMAINES, QUEL QUE SOIT VOTRE EMPLOI DU TEMPS

LIONEL MATTHEY

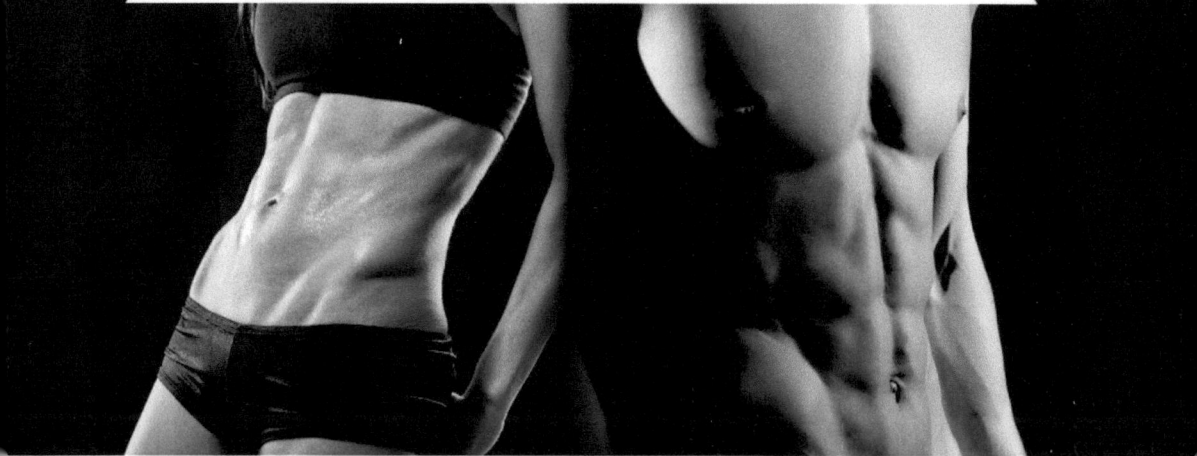

Ce livre est dédié à mes parents et à ma femme qui m'ont toujours soutenu dans mon combat face au surpoids. Je n'aurais jamais atteint de tels résultats sans leur soutien.

Ce livre est également dédié à celles et ceux qui ont le courage de lutter au quotidien pour perdre leurs kilos superflus tout en dédiant du temps à leur famille, travail et amis.

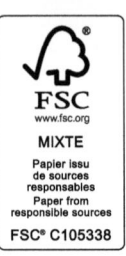

© 2017, Lionel Matthey

Éditeur : BoD-Books on Demand, 12/14 rond point des Champs Élysées, 75008 Paris, France

Impression : BoD-Books on Demand, Norderstedt, Allemagne

ISBN : 978-2-322-13989-7

Dépôt légal : Mars 2017

Table des matières

Mon combat et ma victoire contre le surpoids : 1

Comment l'Entraînement3D est-il né et pourquoi est-il efficace ? 5

    Et en quoi consiste l'E3D ? 6

    Comprendre comment ressembler au modèle qui vous inspire 13

    Comprendre votre morphologie 15

    Ok, mais que faire concrètement ? 19

    Définir vos priorités 21

Les sept principes de base de l'Alimentation Optimale : 23

    Comment appliquer les 7 principes de l'Alimentation Optimale au quotidien ? 33

    Pour le petit déjeuner : 34

        Comment organiser votre petit déjeuner au restaurant ou à l'hôtel ? 39

        Quelle est la meilleure solution pour un petit-déjeuner au travail ? 40

    Le déjeuner ou « lunch » 42

        Le restaurant : 46

        Comment préparer un sandwich équilibré : 52

        Si vous prenez votre repas au travail : 56

    Le diner 57

        Comment préparer un diner rapide et sain 60

    Les encas 62

    Les boissons : 65

    Les repas « spéciaux » : 70

- Le business lunch : 70
- Les apéritifs ou cocktails 72
- En résumé 75
- Pourquoi faire de l'exercice physique ?... 76
- Les sept principes de base de l'Express training : 79
  - Comment créer et faire évoluer votre propre Express training 87
  - L'échauffement : 88
  - Les exercices : 91
    - Les bras : 92
    - Le buste : 104
    - Le tronc : 112
    - Les dorsaux/lombaires : 124
    - Les jambes : 128
  - Les étirements... 147
    - Comment et quand effectuer ses étirements ?...................... 149
  - Les programmes.. 151
    - Les différents types d'Express Trainings : 153
    - Les programmes concrets : 157
  - En résumé : 159
- Le Mental d'acier : 161
- Les sept principes de base pour un mental sans faille...................... 163
  - Le chemin vers la réussite 171
    - Au commencement :... 172
  - Le début des changements 177

    La première étape vers la minceur 177

    Les actions qui vous mèneront au corps de vos rêves 181

    Les premiers résultats concrets : 191

    La phase transitoire 197

    Et voilà, l'objectif est atteint ! 211

En résumé : 217

Conclusion : 219

Lexique des exercices 221

Avertissement :

Cet ouvrage est protégé par des droits d'auteur. L'utilisation des contenus dans un but informatif est soumise à l'autorisation écrite de l'auteur. Toute utilisation commerciale est expressément interdite.

L'auteur décline toute responsabilité envers quelque partie que ce soit pour tout dommage direct ou indirect, pour toute blessure ou désagrément ou pour tout autre préjudice causé par l'application des recommandations décrites dans cet ouvrage. Toute personne envisageant le démarrage d'un programme de remise en forme devrait consulter son médecin au préalable.

Mon combat et ma victoire contre le surpoids :

Obtenir un corps de rêve est une préoccupation pour la plupart d'entre nous. Les journaux, la télévision et internet nous bombardent de photos de tops modèles, acteurs et sportifs aux corps parfaitement sculptés. Cette quête du corps parfait est souvent longue et difficile. J'ai moi-même mis de nombreuses années à atteindre le résultat qui me permet de me regarder dans le miroir et d'être fier de ce que je vois.

Dès ma naissance, une remarque est revenue régulièrement : « C'est un gros bébé ! » Et cette simple constatation a eu une énorme influence sur ma vie, bien plus que ce que les personnes ayant prononcé ces quelques mots auraient pu penser !

Car il faut le reconnaître, mon surpoids m'a suivi pendant une bonne partie de ma vie, ou du moins jusqu'à ce que je comprenne comment le vaincre définitivement. Oui vous avez bien lu, on peut vaincre définitivement son surpoids ! J'en suis la preuve vivante. Et ceci sans prendre de médicaments, sans suivre de régimes stricts et sans avoir recours à la chirurgie. Au final la seule difficulté majeure est d'être prêt à changer ses (mauvaises) habitudes.

Certains obstacles, tels les régimes miracles, peuvent aussi se dresser sur votre chemin, mais vous comprendrez vite qu'ils ne sont que du marketing. Des régimes j'en ai d'ailleurs testé beaucoup, et dès mon plus jeune âge. Forcément de gros bébé je suis passé à « enfant dodu », ce qui n'est pas plus glorieux... Mon pédiatre m'a donc mis au régime très rapidement. Je l'entends encore me féliciter pour avoir perdu 1 kilo alors que j'avais 6 ans, même si ce n'est pas vraiment le genre « d'exploit » auquel on rêve étant petit ! Malheureusement ce n'était qu'une victoire de courte durée et peu de temps après je découvrais les joies de l'effet « yo-yo ». Après beaucoup d'autres régimes inefficaces, découverts dans des journaux par ma mère ou conseillés par des diététiciens, je passais presque logiquement d'« enfant dodu » à « adolescent en surpoids ». Toujours pas très sexy comme statut.

Et pourtant la roue a fini par tourner : A l'adolescence, la pratique intensive du sport, tout en faisant attention à ce que je mangeais m'a permis de changer d'apparence. Ma graisse a fondu et contre toute attente j'ai fini par avoir un corps dont j'étais fier ! Et c'est là que j'ai découvert les avantages d'être mince : plus de complexe à la plage ou à la piscine, plus de problème pour trouver des habits à sa taille, plus de moqueries. Le bonheur en somme !

Mais j'ai fait l'erreur de croire que j'en avais fini avec mes problèmes de poids : J'ai commencé à travailler et les choses se sont compliquées. En effet, garder une activité physique soutenue tout en travaillant de nombreuses heures est compliqué. Les journées sont longues et lorsqu'on arrive à la maison, le premier réflexe est de s'effondrer dans un canapé avec quelque chose à grignoter. Sans oublier qu'il est difficile de garder une alimentation équilibrée tout en conjuguant sandwich mangé en vitesse devant son ordinateur, business lunch ou soirée pizza.

Et ce qui devait arriver arriva, ma plus grande crainte est devenue réalité : j'ai repris du poids ! Et bien évidemment les complexes qui vont avec… Mais heureusement j'ai fini par trouver comment garder une forme physique au top, tout en ayant un emploi du temps très chargé.

C'est à ce moment-là, et en observant les personnes autour de moi, que j'ai décidé de combiner mes connaissances en sport et diététique à mon expérience dans le conseil et le coaching pour mettre au point une méthode qui pourrait aider les nombreuses personnes très actives à en finir avec leurs problèmes de surpoids : **L'Entrainement 3 Dimensions**.

Ce livre retrace certaines étapes de ma vie et les leçons que j'en ai tirées. Inspirez-vous de ces expériences, et vous aussi vous (re)trouverez le corps de vos rêves, avec le sourire !

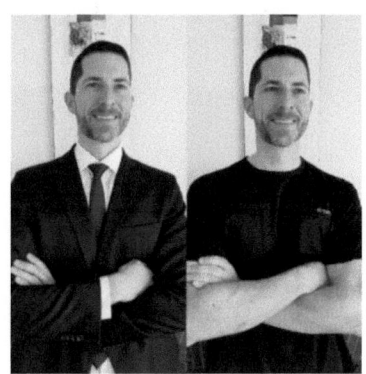

Comment l'Entraînement3D est-il né et pourquoi est-il efficace ?

Si vous êtes en train de lire ce livre, cela signifie que vous espérez que l'E3D vous aide. Mais vous vous demandez probablement ce qu'il a de différent et pourquoi il serait plus efficace que les autres méthodes. Ces questions sont légitimes et je vais y répondre tout de suite : En fait la recette du succès est simple, il suffit de manger uniquement des légumes cuits à la vapeur, accompagnés de protéines, tout en faisant 1h30 de fitness chaque jour de la semaine. Voilà, vous savez tout, il ne vous reste plus qu'à mettre ces principes simples en action et d'admirer les résultats… Vous n'êtes pas convaincu ? Pourtant ça devrait marcher !

Ok, ce « régime miracle » est un peu exagéré et n'est pas très satisfaisant. Pourtant certaines diètes que l'on m'a prescrites durant ma jeunesse n'en étaient pas très éloignées. Je me souviens parfaitement du 4 heures auquel j'avais droit lorsque j'avais 10 ans : Je rentrais de l'école et ma mère me préparait deux biscottes tartinées avec de la margarine allégée, accompagnées d'une demi pomme coupée en quartiers. Le bonheur absolu en quelques sortes ! Quel enfant ne rêverait pas d'un goûter comme celui-ci ? On pourrait éventuellement y voir une incitation à rester à l'école pour étudier… Quoi qu'il en soit je devais avaler ces maudites biscottes insipides, tout en observant mon frère se gaver de mars et autres barres chocolatées. Je découvrais alors la signification de la frustration.

Et vous voulez savoir le pire dans l'histoire ? ça ne marchait pas ! Oui j'ai perdu quelques grammes, mais je les reprenais dès que je me relâchais (par exemple en vacances). J'étais incontestablement sur la mauvaise voie, mais je ne l'ai compris que bien des années plus tard, lorsque j'ai commencé à faire du karaté trois fois par semaine. A ma grande surprise ma perte de poids a nettement accéléré sans que j'intensifie mon régime. Sans le savoir, je venais de découvrir la puissance de la combinaison entre exercice physique et alimentation équilibrée. Bien des années plus tard, après avoir testé d'autres programmes, j'ai commencé à écrire l'ouvrage que vous tenez entre les mains !

Alors pourquoi est-il si efficace ce fameux Entrainement 3D ? **Simplement car il prend en compte votre emploi du temps, vos contraintes et vos préférences. Cela le rend facile à appliquer et à tenir sur le long terme.** C'est de là que provient son efficacité. **C'est un nouveau mode de vie** qui vous mènera vers le succès. Vous n'allez pas adapter votre vie à l'Entrainement 3D, c'est lui qui va s'adapter à vos besoins.

Et en quoi consiste l'E3D ?

C'est probablement la deuxième question que vous vous posez. Avant d'y répondre, penchons-nous sur un autre épisode de mon passé : ma hernie discale. Je vous expliquais un peu plus tôt que j'avais réussi à perdre du poids à l'adolescence grâce au sport. On pourrait alors croire que mes ennuis étaient terminés et que ma vie se résumerait alors à un conte de fées. Forcément non, sinon je n'aurais pas fait l'effort d'écrire ce livre !

Donc à 18 ans, lorsque je partageais mon temps entre mes études, le sport et les sorties entre amis, j'ai découvert les joies des problèmes dorsaux en contractant une hernie discale au niveau des lombaires. En gros un disque entre deux de mes vertèbres avait bougé et enflammait mon nerf sciatique. Les effets ? Essentiellement des douleurs au niveau des lombaires. Je ne pouvais également plus lever la jambe gauche et cela m'a transformé de jeune sportif à vieillard qui met 30 secondes à se mettre debout et à se redresser. Comme vous pouvez vous en douter, mes activités sportives en ont pris un coup, comme mon moral !

Par chance je n'ai pas dû me faire opérer. Le traitement était finalement assez simple : anti-inflammatoires, physio, étirements et dans un 2ème temps musculation pour renforcer mon dos et mes abdos. Mais est-ce que vous raconte tous mes petits soucis d'enfance ? J'y viens, ne refermez pas le livre ! En fait, j'ai assez logiquement commencé à prendre du poids : je n'avais pas le moral et mangeait donc en bonne quantité. En parallèle le seul sport que je pratiquais étais le fitness, mais pas de façon dynamique : le but était de faire du renforcement musculaire avec des mouvements lents et peu de répétitions. J'ai donc pris du gras… mais pas seulement ! La musculation aidant, j'ai également développé ma musculature. Mais est-ce que j'étais satisfait ? Oui d'un point de vue santé : la musculation m'a beaucoup aidé dans la reconquête d'une vie normale. Par contre mon aspect physique ne me plaisait pas énormément. J'avais des muscles, mais des muscles gras, donc une mauvaise définition musculaire comme on dit parfois.

Alors où est-ce que je veux en venir ? Eh bien les personnes qui veulent améliorer leur physique choisissent en général entre deux options : soit elles se lancent dans un régime alimentaire stricte dont le but sera de brûler plus de calories que celles absorbées. Soit elles pratiquent un ou plusieurs sports de façon intensive.

Chacune des approches a des avantages et des inconvénients :

- **Le régime va vous permettre de perdre de la graisse,** mais il va vous obliger à vous priver de nombreux aliments et il va vous contraindre à mesurer les calories absorbées et dépensées chaque jour. **Ce n'est pas évident à mettre en place et à tenir sur le long terme. Et dans 95% des cas vous allez reprendre le poids perdu dès que vous stopperez votre régime.** C'est le fameux et tant redouté effet yoyo.

- **La pratique modérée d'un sport va renforcer votre corps mais ne va pas suffire à vous faire perdre de la graisse.** Alors c'est vrai que certains athlètes de haut niveau n'ont pas besoin de chercher à limiter leurs apports nutritifs, mais ils s'entrainent à une fréquence que ni vous ni moi ne pourrions suivre : Difficile de dédier plusieurs heures par jour à l'exercice, tout en travaillant et en s'occupant de sa famille (et de ses animaux de compagnie, si vous en avez). Certains y arrivent pendant quelques temps, **mais c'est un rythme très difficile à tenir. Et comme pour le régime strict, les kilos reviendront dès que vous arrêterez vos entraînements intensifs.** Sans compter que vos muscles diminueront bien plus vite qu'ils sont apparus. Au final il ne vous restera plus que l'abonnement du fitness à payer !

Cela m'amène à la gestion du temps : Une fois ma hernie discale plus ou moins remise (elle ne guérira jamais), j'ai pu reprendre le sport de façon plus intensive. Il faut dire qu'à cette époque, mon emploi du temps d'étudiant me laissait suffisamment de liberté pour garder un rythme soutenu. Mes kilos en trop ont alors commencé à fondre. C'est là que mon histoire pourrait s'arrêter, et cet ouvrage avec. Pourtant un nouveau challenge de taille rapidement est apparu : Le travail !

Démarrer ma vie active me tenait vraiment à cœur. Les études étaient intéressantes, mais j'avais besoin de quelque chose de plus concret, avec des challenges et des opportunités de démontrer mes compétences. Je me suis donc lancé dans le conseil. Le job de consultant me semblait être ce qu'il me fallait pour ne pas m'ennuyer et pour progresser rapidement. Le moins qu'on puisse dire c'est que je n'ai pas été déçu ! On m'a rapidement proposé une mission à l'autre bout du pays, dans une grande banque internationale, à un poste important. J'ai évidemment sauté sur l'occasion et fait mes valises. C'était un mode de vie spécial qui ne laissait que très peu de temps libre : Mon employeur me payait un appartement sur place, dans lequel j'arrivais le dimanche soir et repartais le vendredi après-midi. Mes week-ends étaient donc plutôt courts, les semaines quant à elles étaient interminables. Je démarrais ma journée avant 8h et finissais en général autour de 20h. Le travail quant à lui été passionnant mais vraiment intense. Je terminais en général lessivé avec une seule envie : m'effondrer dans un canapé devant la tv. Difficile dans ces conditions de trouver le temps et la motivation pour aller faire du sport.

Quelques mois plus tard j'étais de retour dans ma région. J'aurais du coup pu avoir plus de temps, mais pas vraiment… je jonglais entre différents clients, dans différentes villes. Je passais donc mes journées à travailler et voyager dans les transports publics. Et croyez-moi, ce n'est pas facile de rester en forme en travaillant 10h par jour et en passant 3h dans les trains et bus !

En toute logique mes kilos superflus sont finalement revenus. C'est à ce moment-là que j'ai commencé à me creuser la tête pour trouver une solution. J'aurais pu accepter la situation : avec l'âge, je voyais mes amis et collègues prendre du poids sans trop s'en soucier. Ça leur semblait normal et pas si grave. Mais je redoutais plus que tout de retrouver mes complexes ! Il était donc impératif de trouver un moyen de rester mince et musclé dans ces conditions. Sinon mes pantalons allaient recommencer à me serrer et l'angoisse du maillot de bain à la plage allait revenir. Ah oui, j'aurais aussi pu changer de job, mais cette vie à 100km/h me plaisait bien.

Comme vous l'avez peut-être déjà compris, la solution n'est donc pas de pratiquer un sport OU de faire attention à son alimentation, mais les deux ! Vous allez me dire que c'est encore plus difficile à tenir, mais justement pas : Il faut pratiquer les 2 mais avec une intensité modérée. **En combinant un programme alimentaire équilibré mais facile à tenir, à un entraînement sportif d'intensité moyenne vous allez optimiser les résultats ! Cerise sur le gâteau, ce sera nettement plus facile à intégrer dans votre emploi du temps chargé.**

A partir de ce constat, on peut déduire les deux premières dimensions de l'E3D :

- ***L'Express Training :*** Un programme de renforcement musculaire que j'ai créé spécialement pour celles et ceux qui ont très peu de temps à disposition. Il vous permettra de muscler votre corps tout en perdant de la graisse, le tout en un temps record ! **Vous verrez qu'il n'est pas nécessaire d'aller 10h par semaine au fitness pour obtenir des résultats.** Je vous présenterai les exercices les plus efficaces à faire à la maison, au travail ou dans une salle de fitness (au cas où vous auriez vraiment envie d'y aller).

- ***La Nutrition Optimale :*** Le meilleur moyen d'organiser vos repas de façon simple, pour perdre du poids quel que soit l'endroit ou le temps dont vous disposez pour manger. Les régimes de ma jeunesse m'ont marqué à vie, je vais donc vous expliquer comment perdre du poids, tout en vous faisant plaisir de temps en temps. Mais en aucun cas un régime stricte vous imposant un menu précis chaque jour de la semaine. La vie est trop courte pour s'imposer ça ! Mon but n'est pas que vous vous priviez de ce que vous aimez le plus.

Mais alors quelle est la 3ème dimension ? C'est la plus importante, pourtant elle est presque toujours négligée. Le sport et la nutrition sont importants, mais vous aurez beau avoir le meilleur programme du monde, vous n'arriverez à rien si vous n'avez pas la motivation pour le suivre.

Mes problèmes de dos m'ont appris beaucoup de choses à ce niveau-là : lorsque j'allais au fitness je constatais que mes douleurs baissaient et que ma situation s'améliorait. C'était une motivation extrinsèque puissante (donc liée à une récompense, je reviendrai sur ce terme) : passer des heures à souffrir sur des machines de musculation barbares ne m'intéressait pas spécialement, je peux même dire que ça m'ennuyait. Mais les effets positifs me poussaient à continuer ! Pourtant, dès que mon dos a commencé à aller vraiment mieux, ma motivation a baissé : je ne ressentais plus les mêmes bénéfices (je ne recevais plus la même récompense), j'ai donc commencé à espacer mes entrainements.

Par contre j'ai recommencé le kickboxing quelques mois plus tard. J'étais incroyablement heureux de pouvoir reprendre cette activité ! Spécialement car mon médecin de l'époque m'avait dit que je pouvais oublier les arts martiaux à cause de mon dos. Je pensais devoir faire une croix sur mon sport favori. Mais finalement, après des mois d'étirements, de physio, de souffrance et de musculation, je pouvais reprendre doucement et tout se passait bien. Je découvrais alors la puissance de la motivation intrinsèque : celle liée au plaisir de pratiquer une activité. Car je peux vous garantir qu'il n'y avait pas besoin de me pousser pour que j'aille m'entrainer trois à quatre fois par semaine.

Cela m'amène à la troisième dimension de l'E3D :

- ***Le Mental d'Acier :*** Tous les conseils sportifs et nutritionnels ne serviront à rien si vous n'avez pas assez de motivation pour les appliquer ! L'Entrainement3D va vous accompagner sur le chemin de la réussite en vous aidant à (re)trouver un mental d'acier. **Je vous expliquerai comment gérer et générer la motivation dont vous aurez besoin pour progresser.** Vous découvrirez comment surmonter les obstacles et les moments difficiles qui peuvent se présenter durant votre transformation.

Les dizaines d'années passées à combattre le surpoids m'ont appris que les solutions temporaires marchent... temporairement ! Je ne vous propose donc pas un programme de remise en forme, mais plutôt **un nouveau mode de vie** où vous contrôlerez votre physique.

J'aime quand les choses sont simples et faciles à retenir. C'est pourquoi j'ai fait ressortir *sept principes essentiels* pour chacune des dimensions. Ils vous serviront de rappel. Gardez-les en tête et appliquez-les au quotidien, vous verrez que ce n'est pas si compliqué de perdre du poids !

Comprendre comment ressembler au modèle qui vous inspire

Avant de vous expliquer comment remplir votre réfrigérateur pour préparer des repas sains ou comment renforcer vos muscles en vingt minutes, **il est important de prendre un moment pour trouver le modèle auquel vous voulez ressembler.** Car il deviendra à la fois votre objectif principal, votre source de motivation, et la base pour façonner votre Entrainement 3D.

Je suis même convaincu que cette étape va vous prendre 30 secondes : La plupart des gens aimeraient ressembler à une personne existante, que ce soit un top model, un acteur/actrice ou même un(e) sportif(ve). Nous rêvons de leur ressembler, de pouvoir se regarder dans le miroir et de voir le même corps.

Une fois que vous avez trouvé votre modèle, analysez ce qui vous plaît chez cette personne. Est-ce qu'elle est particulièrement mince ? Est-ce qu'elle a une musculature imposante, ou un mélange des deux ?

Dans mon cas je dois avouer que j'ai toujours été impressionné par les acteurs de films de combat. Quand j'étais jeune je regardais avec admiration les premiers films de… Jean-Claude Van Damme. Oui j'ai un peu honte et sa crédibilité en a pris un coup depuis ses fameuses interviews. Mais il était quand même sacrément impressionnant dans les films qui l'ont rendu célèbre, que ce soit au niveau musculaire ou pour ses techniques de coups de pieds ! Il a donc été une de mes sources d'inspiration pour commencer les arts martiaux et également perdre du poids. J'étais également fan des films d'Arnold Schwarzenegger, mais je n'ai jamais voulu lui ressembler : j'ai toujours voulu être mince et musclé, mais sans avoir des muscles très volumineux comme les bodybuilders.

Maintenant que vous avez votre objectif principal, **regardons comment l'atteindre**. La réaction des personnes que j'ai rencontrée est toujours :

- Soit de démarrer un régime strict
- Soit d'aller s'inscrire dans un fitness ou commencer à courir
- Soit de se dire « Je n'y arriverai jamais ».

Si vous êtes dans le 3ème cas il va falloir changer d'état d'esprit et partir du principe que tout est possible ! D'ailleurs vous lisez ce livre, vous êtes donc sur la bonne voie. Les deux premières options quant à elles sont bonnes. Mais comme je l'ai expliqué plus tôt, dans la grande partie des cas un régime ou quelques séances de fitness ne donneront pas les résultats attendus et ne permettront pas de ressembler au modèle choisi. La raison est simple : **la plupart des personnalités suivent des régimes ET font du sport à côté.**

Les abdos « tablettes de chocolat » en sont un parfait exemple : pour que les fameuses tablettes apparaissent il faudra non seulement renforcer vos abdominaux mais également éliminer un maximum de graisse sur votre ventre. Les abdos n'étant pas des muscles très volumineux une légère couche de graisse suffira à les cacher.

J'en profite au passage pour tordre le coup à une idée reçue très répandue, surtout chez les femmes : Les entraînements de musculation ne vont pas vous transformer en bodybuilder (à moins que vous le vouliez vraiment et que vous soyez prêts à faire les efforts nécessaires), mais cela va vous aider à donner forme à votre corps.

Donc ne vous inquiétez pas, vos muscles ne vont pas grossir de façon exagérée sans que vous le vouliez…. Et même si ça arrivait : souvenez-vous qu'ils repartiront bien plus vite qu'ils sont apparus dès que vous arrêterez votre entraînement !

Comprendre votre morphologie

Durant toute ma vie, je suis toujours passé pour quelqu'un avec un physique plutôt « costaud » : J'ai les épaules et les hanches naturellement larges (et le ventre aussi à une époque...). Et au fil du temps j'ai compris que ça avait aussi bien des avantages, que et des inconvénients. J'ai commencé par me rendre compte très jeune que je prenais facilement du poids sous forme de graisse : J'avais l'impression qu'il suffisait que je regarde une barre chocolatée pour qu'elle apparaisse sur mon ventre ! Au contraire de mes amis qui semblaient pouvoir en manger à volonté. Mais plus tard, quand j'ai commencé la musculation à cause de mes problèmes de dos, j'ai remarqué que mes muscles grossissaient plutôt vite. Ce qui était une bonne surprise ! Par contre j'avais beau perdre du poids, je gardais toujours une silhouette plutôt droite et large. J'enviais alors mes amis plus fins et « élancés ».

Ce n'est qu'en commençant à me documenter sur les différents types de morphologie que j'ai compris que mes efforts pour maigrir ne me suffiraient pas. En effet, nous avons tous un corps avec une « forme » différente, on en distingue en général trois catégories. On parle parfois de « X », « H » ou « I », ce qui est assez explicite (je fais clairement partie des « H »). Mais pour donner un petit côté scientifique à cet ouvrage, intéressons-nous plutôt à la classification de Sheldon qui distingue également trois catégories mais va plus loin :

- **Ectomorphe :** Les personnes ectomorphes ont un squelette plus mince et fin que la moyenne. Cela se voit au niveau des épaules, hanches, poignets et chevilles. Elles ont un métabolisme très rapide et donc généralement peu de peine à perdre du poids. Par contre la difficulté pour elles est pour en prendre, en particulier du muscle !

Personnalités ectomorphes : Brad Pitt, Bruce Lee, Kate Moss, Cameron Diaz

Si vous faites partie de cette catégorie : Votre objectif sera à priori de muscler votre corps pour améliore sa forme et « casser » l'effet rectiligne qu'il peut avoir. Pour les hommes ça passera par le renforcement des pectoraux et dorsaux (pour obtenir la fameuse taille en « V »). Pour les femmes ce sont souvent les fessiers qui vont être recherchés.
Vous devrez donc faire particulièrement attention à votre entraînement physique, sans pour autant négliger votre nutrition pour assurer un apport en protéines élevé.

- **Endomorphe :** Les personnes Endomorphes ont un squelette plus large que la moyenne, typiquement au niveau des hanches et épaules. Elles ont un métabolisme plus lent et ont en général de la peine à perdre de la graisse, mais en contrepartie elles prennent facilement du muscle.

Personnalités endomorphes : Robert Downey Jr, Zac Efron, Jennifer Lopez, Oprah Winfrey

Si vous faites partie de cette catégorie : Vous devrez faire particulièrement attention à votre nutrition pour limiter l'apport en calories (et donc en féculents) et perdre de la graisse. Votre entraînement physique devra être très dynamique (donc avec peu de pauses) pour l'aspect cardio. Comme pour les ectomorphes, la prise de muscle peut également vous aider à donner forme à votre corps. Mais le challenge pour vous sera d'avoir une musculature « sèche », donc avec peu de graisses.

- **Mésomorphe :** Les personnes mésomorphes sont en quelques sorte entre ecto et endomorphe. Cette catégorie peut être vue comme privilégiée et chanceuses car les mésomorphes prennent facilement du muscle tout en perdant rapidement de la graisse grâce à leur métabolisme rapide.
Eh oui, nous ne sommes pas tous égaux au niveau physique et métabolisme. Mais rassurez-vous, nous allons voir que les mésomorphes ont également des inconvénients, même si ça ne saute pas aux yeux.

Personnalités mésomorphes : Hugh Jackman, Arnold Schwarzenegger, Jennifer Garner, Halle Berry

Si vous faites partie de cette catégorie : Vous devrez vous focaliser à la fois sur la nutrition et l'entraînement physique, en fonction de vos objectifs.

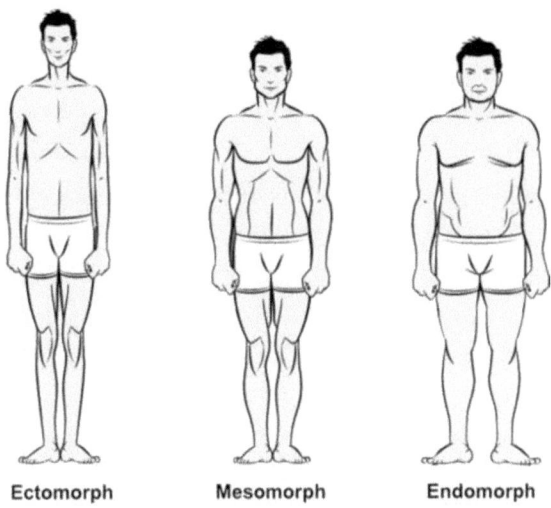

Cette classification est intéressante pour démarrer. **Mais il est important d'être conscient que votre corps et votre métabolisme vont évoluer durant votre vie. Il n'est donc pas rare que des méso/ecto morphes évoluent vers un type endomorphe avec l'âge**, suite à des changements hormonaux, voir à des traitements médicaux. C'est particulièrement visible lorsqu'on approche de la trentaine : j'entends de nombreuses personnes me dire « *je mange exactement la même chose qu'avant mais maintenant je n'arrête pas de prendre du poids !* ». Ça s'accompagne parfois d'explications farfelues et irréalistes (enlèvement par les extraterrestres, alignement des planètes, etc...). **Cela vient parfois du ralentissement du métabolisme, mais également du changement d'habitudes dont on ne se rend pas toujours compte** : En général plus on vieillit plus notre activité physique diminue. On sort moins, on travaille plus, on fait moins de sport, etc... Mais cela se fait lentement et discrètement, d'où l'impression de mener la même vie alors que ce n'est plus le cas. La bonne nouvelle est que ce n'est pas irréversible ! Donc si vous prenez du poids, à priori sans raison, réfléchissez aux changements récents dans votre vie plutôt que de pleurer pas sur votre sort.

Personnellement j'ai toujours été endomorphe, j'ai donc dû faire attention à mon poids toute ma vie. Ça n'a pas été une partie de plaisir durant ma jeunesse (la liste des surnoms ridicules et autres moqueries que j'ai entendues est assez longue) mais j'ai maintenant l'avantage d'être habitué et de savoir comment réagir en cas de prise de poids. Contrairement à certains de mes amis, anciens mésomorphes, qui ont toujours été habitués à manger ce qu'ils voulaient mais qui tout à coup prennent du poids et ne savent pas comment réagir ! **Et c'est bien ça le désavantage du mésomorphe : Il va rarement le rester toute sa vie !** La roue finit toujours par tourner, ne perdez donc jamais espoir. Prenez un moment pour Identifier votre morphologie, cela va vous servir pour ajuster votre entrainement physique et votre nutrition.

Ok, mais que faire concrètement ?

Je ne vais pas répondre à cette question tout de suite. Je vais plutôt vous expliquer ce qu'il ne faut PAS faire en prenant l'exemple de Claire, une de mes amies (je ne vais pas parler de moi sans arrêt, ça deviendrait fatiguant !). Elle rêvait d'avoir le ventre plat et les cuisses fines des top modèles et jeunes actrices. Elle se lança alors dans un régime minceur miracle, censé lui faire « perdre 20kg et lui redonner le sourire en 2 semaines, le tout en mangeant uniquement du chocolat et des biscuits ». Ok j'exagère un peu, mais les promesses de certains programmes sont souvent trop belles pour être vraies.

Claire suivit ce régime contraignant pendant plusieurs semaines. Elle dut lutter pour ne pas faire d'écarts et redoubler d'imagination pour adapter les contraintes à son mode de vie. Au final sa vie fut bel et bien transformée… mais pas dans le sens qu'elle espérait : elle avait faim, elle se sentait fatiguée, elle devait préparer des plats très précis (compter les calories, peser les aliments etc…) et renoncer à ce qu'elle préférait. Au final elle jalousait les repas de ses amis et préférait éviter d'aller à un apéritif plutôt que devoir regarder les autres se faire plaisir pendant qu'elle buvait son eau minérale.

Inutile de dire que ce n'était pas une partie de plaisir. Pourtant Claire tenu le coup quatre semaines et perdit 5kg ! En voyant la balance Claire était donc très contente, beaucoup moins en se regardant dans le miroir. Malheureusement pour elle la graisse n'était pas partie à l'endroit voulu : elle avait perdu un peu de ventre mais il continuait à « tomber » et n'était pas ferme. Quant à ses cuisses, elles n'avaient pas vraiment changé.

Par contre son visage s'était amaigri et elle n'avait pas très bonne mine.

Claire n'en pouvait plus de suivre ce régime intenable et au vu des résultats elle n'avait plus la motivation de continuer à s'imposer toutes ces privations. Elle recommença donc à manger à sa faim… et reprit les 5kg + 2 bonus en cinq semaines.

Que retenir des exemples de Claire :

Ces difficultés sont rencontrées par beaucoup de personnes. Elles sont motivées, ont de la volonté et font des efforts importants. Mais le programme qu'elles suivent n'est pas adapté et ne pourra donc jamais leur apporter les résultats espérés :

Si Claire veut obtenir un ventre plat et tonique il faudra qu'elle fasse également de l'exercice, un régime strict ne suffira jamais. Par ailleurs, les régimes « miracles » promettant des résultats très rapides imposent de nombreuses contraintes qui font qu'ils ne fonctionnent pas sur le long terme. Ils peuvent même générer des carences alimentaires.

Définir ses objectifs et comprendre comment les atteindre est donc indispensable avant même de commencer à changer ses habitudes.

Les chapitres suivant vous aideront à préparer le programme qui vous mènera au corps de vos rêves. Ils décriront également les pièges habituels et comment les éviter. **Vous découvrirez une nouvelle façon de gérer votre physique et votre vie.**

Définir vos priorités

Je vous l'ai dit plus tôt : chaque personne est unique, au niveau physique, mais également psychique. Inutile donc de vous expliquer une « recette miracle » pour atteindre vos objectifs. **Je vais plutôt vous guider pour adapter l'E3D à vos propres besoins.** Si les médecins et diététiciens qui me suivaient lorsque j'étais petit avaient compris qu'il valait mieux me pousser à faire plus de sport plutôt qu'à me faire manger des biscottes (oui je sais, je fais une fixation là-dessus, mais je vous ai déjà dit que ça m'avait marqué !), j'en aurais eu fini avec mes problèmes de gras en un rien de temps.

C'est pour cela qu'il ne faut pas que vous fassiez la même erreur : qu'est-ce qui vous plaît le plus, ou qui vous demande de faire le moins d'effort ? Un principe de base que j'ai appris dans mon travail de coach et chef d'équipe, est qu'il est souvent plus facile de privilégier ses points forts pour compenser ses faiblesses, plutôt que de chercher à les améliorer ou supprimer à tout prix ! Dans mon cas, je peux facilement trouver la motivation pour faire du sport. Par contre je suis gourmand, j'aime me faire plaisir et manger de bonnes choses. Pour rester en forme, je fais donc du sport, avec un régime alimentaire plutôt permissif.

Mais passons sans plus attendre aux choses sérieux. Maintenant que vous connaissez à la fois votre modèle et votre morphologie, regardons dans quel domaine vous allez devoir focaliser vos efforts : optimisation de votre alimentation et/ou de vos entraînements sportifs. Le tableau suivant devrait vous aider à y voir plus clair :

		Votre modèle		
		Mince	Musclé	Mince et musclé
Votre morpho type	Ecto	AO: Léger, réduction glucides ET: Léger, cardio	AO: Intensif, Augmentation protéines ET: Intensif, prise de muscle	AO: Intensif, Augmentation protéines ET: Intensif, prise de muscle
	Méso	AO: Moyen, réduction glucides ET: Léger, cardio	AO: Moyen, Augmentation protéines ET: Moyen, Prise de muscle	AO: Intensif, Augmentation protéines + réduction glucides ET: Intensif, Prise de muscle + Cardio
	Endo	AO: Intensif, réduction glucides ET: Intensif, cardio	AO: Léger, Augmentation protéines ET: Moyen, Prise de muscle	AO: Intensif, Augmentation protéines + réduction glucides ET: Intensif, Prise de muscle + Cardio

Facile
Moyen
Difficile

AO = Alimentation Optimale
ET = Express Training

Je vous expliquerai en détail dans les deux prochains chapitres comment organiser vos repas et entraînements pour chaque cas.

Il faut être conscient que plus votre modèle est éloigné de votre morphologie de base, plus il faudra faire d'efforts pour lui ressembler. **Mais souvenez-vous que rien n'est impossible : Certains champions de bodybuilding étaient ectomorphes à la base !** De même, rien n'empêche un endomorphe de devenir mince et « sec ». Au final c'est surtout une question de motivation, le chapitre sur le Mental d'Acier sera là pour vous aider à en avoir un maximum !

Les sept principes de base de l'Alimentation Optimale :

Assez de théorie, passons à la pratique ! **Je ne vais pas vous présenter un régime strict :** Pour en avoir suivi beaucoup, je sais qu'ils sont difficiles à suivre au quotidien et inefficaces sur le long terme. J'en ai fait l'expérience dans ma jeune, mais également dans mon travail. Quand j'étais consultant, je travaillais et voyageais beaucoup. Mon lunch pouvait aussi bien être un sandwich avalé en vitesse devant un écran d'ordinateur ou dans les transports publics, qu'un repas d'affaire avec des clients. Le soir, mon repas allait de la pizza commandée en vitesse lors d'une longue soirée au travail, au plat tout prêt chauffé au four à micro-ondes en rentrant tard à la maison. En voyage c'était encore une autre histoire. Entre les spécialités locales, les petits déjeuners à l'hôtel et les sandwichs achetés dans une gare ou un aéroport, on ne peut pas dire que j'étais un exemple de nutrition équilibrée.

A cette époque j'avais logiquement repris du poids et je voyais mal comment m'en débarrasser dans ces conditions. Le retour des complexes était particulièrement difficile à vivre. Pourtant mon travail me plaisait et je ne comptais pas en changer. Mais après beaucoup de documentation, de recherches et d'essais, j'ai fini par trouver les solutions que je vais vous présenter dans ce chapitre.

Pour commencer je vais vous expliquer **les sept principes de base de l'Alimentation Optimale.** Ils sont simples, faciles à retenir et à appliquer. C'est justement ce qui fait leur force et qui vous permettra de perdre de la graisse rapidement en les suivant. Pour vous aider je vous expliquerai ensuite comment les appliquer au quotidien dans des cas concrets :

Principe n°1 : L'équilibre alimentaire se fait sur la journée… et la semaine

Globalement **si vous faites un repas trop lourd, faites particulièrement attention lors des repas suivant,** que ce soit le jour même ou les jours suivant si ça n'a pas été possible.

Autrement dit, bien qu'un repas trop gras, une barre de chocolat, une bière ou un digestif ne soient pas bon pour votre ligne, vous pouvez les compenser en étant plus raisonnable durant la même journée ou les jours avant/après les avoir consommés.

Culpabiliser après avoir mangé une barre de chocolat ne servira à rien. Par contre l'accepter et compenser par des repas plus légers et plus d'exercices les jours suivant permettra d'effacer le faux pas.

Mais il faut être strict avec vous-même ! Le but n'est pas d'engloutir des gâteaux et de se dire qu'on fera attention les jours suivants sans jamais le faire. Donc privilégiez l'équilibre alimentaire sur la journée, mais si exceptionnellement vous ne pouvez pas, rétablissez-le sur les jours suivant.

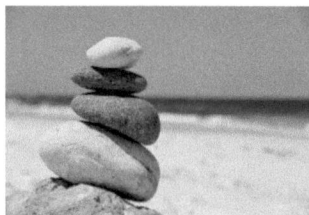

Imaginez une pile de cailloux : Les premiers cailloux peuvent faire pencher la pile d'un côté, mais en compensant avec les cailloux suivant la pile reste équilibrée. C'est pareil pour votre alimentation.

Principe n°2 : Les protéines sont vos alliées

En effet, elles prennent plus de temps à être digérées et augmentent donc la sensation de satiété. Elles tiennent mieux au ventre et évitent les creux entre les repas. Si vous ne me croyez pas, essayez de manger une boîte entière de thon (à l'eau salée, pas à l'huile !) et vous verrez de quoi je parle. **De plus on peut trouver de nombreuses sources de protéines contenant peu de calories. Ces aliments doivent devenir vos alliés !**

L'autre avantage des protéines est qu'elles contribuent à construire nos muscles. Un apport suffisant de protéines est donc nécessaire si vous cherchez à renforcer votre musculature. **Néanmoins ne dépassez pas la quantité de deux fois votre poids en grammes/jour. Autrement dit, si vous faites 80kg, n'absorbez pas plus de 2x80 = 160 grammes de protéines par jour.**

Voici quelques exemples d'alliés potentiels :

- Le poisson (attention au saumon qui est plus gras)
- Les fruits de mer
- Les viandes blanches (poulet, dinde, lapin)
- Les viandes rouges, mais privilégiez les morceaux peu gras. Ex : filet, entrecôte ou rumsteck plutôt qu'entrecôte parisienne.
- Les lentilles
- Le soja
- Les œufs
- Les produits laitiers mais privilégiez les versions allégées : elles contiennent en général la même quantité de protéines, mais avec moins de graisses.
- Les graines diverses (graines de courge, de tournesol, etc…)

Vous pouvez également trouver d'autres idées d'aliments riches en protéines sur mon blog Entrainement3d.com

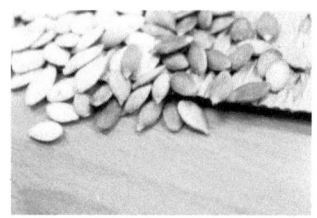

Les graines de courge sont peu connues mais elles contiennent jusqu'à 33% de protéines !

Principe n°3 : Les légumes peuvent être consommés à volonté, mais avec peu d'assaisonnement

La dernière partie de cette phrase est particulièrement importante : Une salade composée uniquement de légumes est très peu calorique, c'est pour cela que beaucoup d'entre nous en mangent pour perdre du poids. **Mais si on l'arrose copieusement de sauce elle perdra son côté léger et pauvre en calories !** La sauce à salade est composée en grande partie d'huile, une salade trop assaisonnée peut donc vous faire prendre du poids.

On dit souvent que l'huile d'olive contient de nombreux acides gras essentiels bénéfiques pour notre corps. C'est vrai mais elle reste une huile et donc une source de graisse à utiliser avec parcimonie.

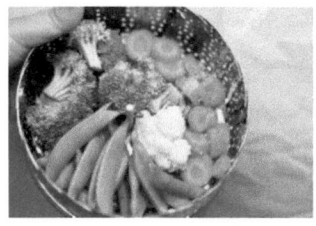

Un autre exemple concerne les apéritifs et autres cocktails : vous y trouverez souvent des petits bâtonnets de carotte ou céleri. Ils représentent une alternative saine et légère aux chips, cacahuètes et autres canapés… à condition que vous ne les recouvriez pas de la traditionnelle sauce cocktail qui les accompagne ! Ces sauces sont essentiellement composées de mayonnaise et donc de graisse.

Mais si vous consommez les légumes crus et sans assaisonnement, ou cuits à l'eau/vapeur ou avec peu de matière grasse, vous pouvez

effectivement en manger en grande quantité sans arrière-pensée. Ce sont donc des alliés de choix dans votre programme. Et je ne parle même pas des vitamines qu'ils contiennent (surtout crus). Ajoutez-en lors de chaque repas.

Soyez plus prudents avec les fruits : ils contiennent de nombreux nutriments bénéfiques, il faut donc en manger. Mais ils contiennent également du sucre, ce qui à haute dose peut vous faire prendre du poids.

Un exemple simple :

- 100g de **pomme** contiennent : **52 kcal,** 0.17g de lipides, **13.81g de glucides**
- 100g de **tomate** contiennent : **15 kcal,** 0.10g de lipides, **2.80g de glucides**
- 100g de **poivron** contiennent : **18 kcal,** 0.30g de lipides, **3.90g de glucides**

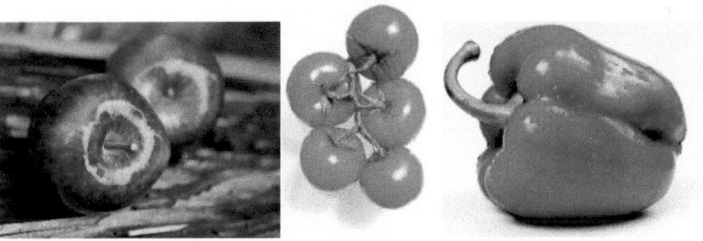

Principe n°4 : Privilégiez les petits repas plus nombreux

Une croyance très répandue est qu'il faut avoir faim pour perdre du poids. Certains en déduisent qu'il faut prendre un nombre minimal de repas par jour.

En fait les deux sont faux ! **En effet, notre corps a tendance à stocker les aliments, ou faire des réserves, lorsqu'on l'en prive.** Si vous vous affamez en pensant que cela va vous faire maigrir, vous faites fausse route. **Au mieux vous perdrez du poids mais le reprendrez dès que vous arrêterez (effet yoyo).** En mangeant régulièrement de petites quantités vous obtiendrez plusieurs bénéfices :

1. Vous aurez moins faim et donc moins de risque de craquer face à une barre chocolatée ou autre snack
2. Vous n'aurez pas de moment de fatigue lié à la faim et resterez performant toute la journée
3. Vous perdrez du poids de manière plus régulière et plus agréable

Je vous conseille donc de prendre cinq repas par jour :

- Trois repas principaux : Début de journée, midi, fin de journée
- Deux encas : Milieu de matinée, milieu d'après-midi

Je reviendrai sur leur composition, mais il n'est bien évidemment pas question de manger un hamburger avec des frites cinq fois par jour ! Les légumes devront être très présents dans votre alimentation.

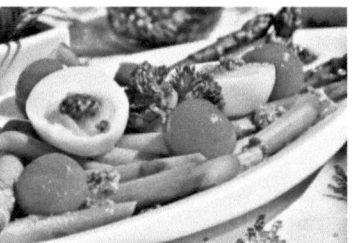

Principe n°5 : Si vous avez faim juste avant un repas, ne sautez pas sur les snacks ou apéritifs

Au contraire, agissez ! **Une grande partie des personnes voulant perdre du poids font surtout des écarts juste avant les repas.** Elles mangent une barre de chocolat, des cacahuètes ou des chips 1h avant un repas car elles ne peuvent plus attendre.

Cela arrive souvent le soir et s'explique assez simplement par le fait que la plupart d'entre nous rentre du travail et s'asseye devant sa TV ou sa tablette et arrête d'être actif. C'est à ce moment-là que la faim apparaît avec la plus grande intensité. C'est également après une longue journée de travail qu'on a tendance à se relâcher. Ces deux facteurs vous rendent particulièrement vulnérables.

Il existe pourtant des façons simples d'atteindre le repas sans encombre, en voici quelques-unes :

1. **Faites de l'exercice !** Je reviendrai sur ce point dans les chapitres suivant, mais faire une série de pompes et d'abdos vous coupera la faim et vous fera en plus perdre des calories. C'est donc idéal, mais ne vous lancez quand même pas dans un marathon le ventre vide...
2. **Avalez un grand verre d'eau.** C'est probablement la solution la plus simple, encore faut-il y penser. L'effet reste malgré tout d'assez courte durée.
3. **Ayez des aliments légers sous la main** au cas où vous ne pourriez plus tenir. Quelques exemples :
    a. Mangez des légumes crus : 2-3 carottes (très efficace !), quelques tomates cerise ou même un morceau de concombre
    b. Mangez 3 galettes de riz, vous en trouverez dans la plupart des grands magasins, elles sont pauvres en calories et peuvent facilement combler un creux
    c. Mangez un fruit ou une poignée de fruits secs

4. Mais si vous craquez quand-même, **limitez les dégâts.** Par exemple mangez deux carrés de chocolat et remettez le reste de la plaque dans l'armoire, ne la prenez surtout pas avec vous ! Idem pour les cacahuètes, chips ou autres apéritifs : Soyez strict avec vous-même, prenez-en une poignée mais n'emmenez pas le paquet avec vous.

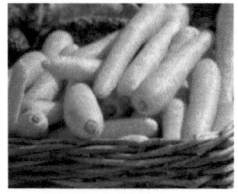

Principe n°6 : Méfiez-vous des féculents

Les féculents (pâtes, pain, riz, céréales, etc...) sont essentiels à notre alimentation, **mais ils apportent beaucoup de calories. Il est donc important d'en manger en quantités limitées régulièrement.** Voici quelques conseils concrets qui vous permettront d'y voir plus clair :

A faire :

- Manger une barre de céréales à 10h ou 16h, il y en a de nombreuses variétés, essayez-en plusieurs et choisissez celles qui vous plaisent et qui contiennent autour de 100 calories.
- Ajouter une petite quantité de pâtes ou de riz en accompagnement d'un repas
- **Manger des pommes de terre. Attention je ne parle pas de frites !** Les pommes de terre ont souvent mauvaise réputation. Pourtant elles sont peu calorifiques tant qu'elles sont cuites à l'eau, à la vapeur ou au four : 86 kcal/100g contre 130kCal/100g pour le riz ou même 275kCal/100g pour les pâtes ! **Mais elles deviennent très grasses dès qu'elles sont frites.**
- Un bol de céréales ou 2 tranches de pain au petit déjeuner

A éviter :

- Les barres de céréales **enrobées de chocolat**
- Les énormes plats de pâtes arrosés de sauce
- Une trop grande quantité de tartines au petit-déjeuner, recouvertes de confiture ou pâte à tartiner
- Les pommes de terre sous formes de frites, potatoes, pommes duchesses, etc...

Vous êtes probablement entrain de penser que ces féculents sans sauce ne sont pas très agréables à manger, qu'ils ont peu de goût et qu'ils sont secs. C'est vrai et cela nous amène directement au principe n°7 :

Principe n°7 : Utilisez les épices plutôt que les sauces pour égayer vos repas

Les épices ont un énorme avantage : **elles donnent beaucoup de goût tout en apportant très peu de calories.** Vous pouvez donc les utiliser sans retenue et les combiner pour varier les saveurs de vos plats. Elles se marient aussi bien avec les légumes, qu'avec les féculents, la viande ou le poisson.

Les supermarchés et épiceries proposent de nombreuses variétés « brutes » mais également des mélanges déjà préparés. **Essayez-les ! Ils vous permettront de varier les saveurs d'un plat équilibré de base et donc d'éviter la lassitude. Le tout sans ajouter de matières grasses.**

Personnellement j'utilise beaucoup les mélanges type « provençal » sur les pommes de terre, les légumes et le poisson, les saveurs se marient à merveille et donnent des plats vraiment savoureux !

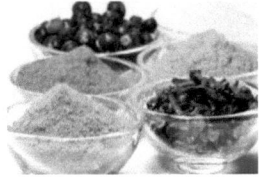

Comment appliquer les 7 principes de l'Alimentation Optimale au quotidien ?

Regardons à présent comment appliquer les 7 principes de base dans les situations habituelles que vous allez rencontrer. Je vais vous expliquer comment organiser vos repas à l'aide d'exemples concrets inspirés de mon expérience et des nombreuses personnes que j'ai rencontrées et qui cherchaient à améliorer leur physique. Vous allez voir qu'il est possible de perdre du poids lorsque vous mangez à la maison, au travail, au restaurant ou même dans les transports publics (si vous vous déplacez souvent vous avez surement déjà goûté au sandwich dans le train ou le métro entre 2 rendez-vous !). Je passerai en revue les repas habituels :

- ***Le petit déjeuner***
- ***Le déjeuner ou « lunch »***
- ***Le diner***
- ***Les encas***

J'aborderai également certains événements particulièrement délicats à gérer, comme les barbecues ou les apéritifs. Vous verrez qu'il est possible d'y prendre plaisir sans prendre de graisse !

Pour le petit déjeuner :

Ce repas est particulièrement important car c'est le premier de la journée, il doit donc vous fournir l'énergie et les nutriments nécessaires à démarrer du bon pied. Comme tous les autres repas principaux de la journée il faut qu'il contienne des protéines, des féculents et des fruits/légumes.

On rencontre en général **quatre types de petits déjeuners :**

- Le bol de céréales avec du lait ou du yoghourt
- Les tartines
- Les œufs/bacon
- Rien !

Mon amie Claire est une adepte des céréales ou tartines. En semaine elle a peu de temps et cherche à prendre un repas rapide avant d'aller travailler. Elle commence la journée par un bol de céréales avec du lait et un jus de fruit.

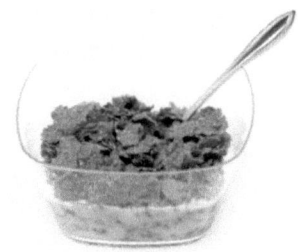

Ce petit-déjeuner a plusieurs avantages :
- Il comporte des féculents donnant de l'énergie pour la journée
- Le jus de fruit donne des vitamines et permet de s'hydrater
- Ce mélange contient relativement peu de calories, à condition de prendre du lait écrémé et de limiter la quantité de céréales (souvenez-vous qu'il faut vous méfier des féculents)

Son seul réel inconvénient et qu'il contient peu de protéines, même si le lait en contient quelques-unes. Il ne tient donc pas très bien au ventre. Sans surprise Claire commence à avoir faim en général vers 9h le matin. Ce qui n'est pas forcément un problème sachant qu'elle prendra un encas dont je vous expliquerai la composition plus loin.

Une alternative est de prendre un muesli plutôt que des céréales : il contient plus de protéines et vous coupera la faim plus longtemps. Par contre faites attention à sa composition : certains mélanges sont très sucrés et très chocolatés. Vérifiez donc la composition et la teneur en calories avant de faire votre choix.

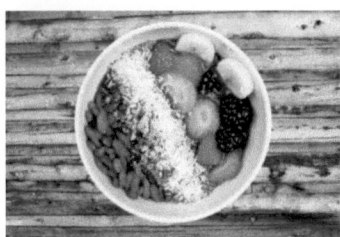

Mon conseil : prenez un mélange pauvre en calories, remplacez le lait par un yoghourt 0% aux fruits, et si vous avez le temps, ajoutez quelques morceaux de fruits. Vous obtiendrez un muesli pauvre en calories et savoureux.

Pour les quantités : commencez avec les estimations ci-dessous et augmentez/diminuez suivant les résultats que vous voulez obtenir.

- 6 cuillères à soupe de céréales, ou
- 4 cuillères à soupe de mélange pour muesli

Le week-end Claire prend son temps et a envie de se faire plaisir. Elle commence alors la journée avec du pain qu'elle tartine selon son humeur et ses envies.

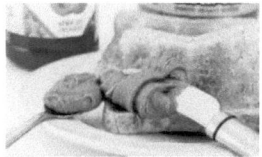

A première vue les tartines ne sont pas idéales. **Pourtant cela dépend beaucoup de ce que l'on met dessus et de la quantité que l'on en mange.** Etudions donc comment obtenir des tartines qui ne feront pas gonfler votre ventre, et comment les combiner pour obtenir un repas équilibré.

1. La base des tartines est le pain, un féculent. Or le principe n°6 nous a appris à nous méfier des féculents. **Commencez donc par couper une tranche de pain, rangez le reste et n'y touchez plus !**
Comme pour le chocolat ou les cacahuètes, si vous laissez une miche de pain appétissante devant vous pendant que vous mangez vous aurez beaucoup de peine à limiter la quantité.

2. Et que mettre dessus ? **Les pâtes à tartiner au chocolat/noisettes et confitures sont à éviter, ou à utiliser en quantités très réduites.** La margarine allégée ou les fromages blancs allégés sont préférables.
Si vous avez vraiment besoin de mettre un peu de confiture ou de miel, faites-le uniquement sur une des moitiés de la tartine. Et finissez pas ce côté pour terminer votre petit-déjeuner sur une impression agréable !

3. **Pour accompagner :** les tartines vous apportent les féculents, le sucre et un peu de protéines si vous avez opté pour le fromage blanc. Il vous faut encore :
   i. **Des fruits/légumes :** un fruit frais (pomme, poire, etc…) ou un verre de jus de fruit feront l'affaire
   ii. **Plus de protéines :** Un yoghourt ou un morceau de fromage allégé sont un bon choix. Si vous ne supportez pas le lactose vous pouvez trouver des yoghourts sans lactose et choisir un fromage de brebis ou de chèvre.

Pour résumer : Vous pouvez manger des céréales ou du pain au petit déjeuner. **Mais limitez la quantité** et accompagnez-les d'aliments protéinés et de fruits/légumes pour avoir un repas équilibré.

Etudions maintenant les habitudes de **Sylvain qui est un adepte des œufs/bacon.** Il apprécie de pouvoir démarrer la journée avec un repas chaud et consistant. Il adore par-dessus tout l'aspect croustillant du lard grillé.
Ce petit déjeuner très british a un gros avantage : Il est riche en protéines grâce aux œufs et tiendra au ventre plus longtemps.
Par contre le bacon étant très gras, il apportera de nombreuses calories. Ce type de petit déjeuner manque également de fruits/légumes pour être équilibré.

Si vous êtes adeptes du programme œufs/bacon, faites attention à :
- **Limiter au maximum le lard :** il apporte peu de protéines mais beaucoup de gras. Vous ne devriez donc pas en prendre plus de deux fois par semaine.
- **Ajouter un fruit (ex : un jus de fruits comme boisson) ou des légumes** si vous préparez vos œufs sous forme d'omelette
- **Eviter les saucisses :** Certains en ajoutent mais elles n'apportent quasiment que du gras. **Ne prenez en aucun cas lard + saucisses !**

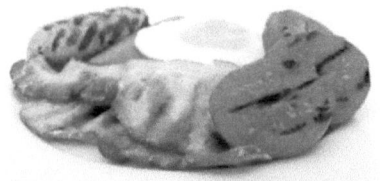

Gardez les œufs, le toast et les tomates. Abandonnez les saucisses/lard

Regardons maintenant le cas de **mon amie Marie qui ne mange rien au petit-déjeuner :** Elle n'a pas faim lorsqu'elle se lève et n'a ni le temps, ni l'envie pour se préparer un repas. Elle mange soit dans le train, soit sur son lieu de travail une fois arrivée.

Les personnes comme Marie sont relativement nombreuses. **Ce n'est pas un problème tant qu'elles ne tombent pas dans les «** *pièges du petit-déjeuner* **» (voir ci-dessous) et prennent un repas sain :** Il est tentant de manger en vitesse un croissant ou pain au chocolat acheté sur le chemin du travail. Pourtant c'est une mauvaise option d'un point de vue nutritionnel. Ils contiennent énormément de matière grasse (et de sucre dans le cas du pain au chocolat) et n'apportent pas de nutriments utiles.

Je vous recommande plutôt la solution muesli expliquée plus tôt : Vous pouvez le préparer et le manger aussi bien dans un train qu'au travail.

Si vous ne voulez pas emporter de bol avec vous : Ouvrez votre yoghourt, mangez-en une partie pour faire de la place et comblez le vide avec des céréales.

Si cette solution est encore trop compliquée et que par exemple vous déjeunez en marchant, prenez un fruit et une barre de céréales. Cette option manque de protéines mais elle reste nettement meilleure que le croissant/pain au chocolat.

Comment organiser votre petit déjeuner au restaurant ou à l'hôtel ?

C'est une question importante pour celles et ceux voyageant régulièrement. Les hôtels proposent souvent un buffet plus ou moins riche. C'est une solution qui permet de nombreuses possibilités mais qui comporte également certains risques. En grand gourmand j'en fait souvent l'expérience : j'arrive devant le buffet affamé et tout me semble appétissant, j'ai alors envie de goûter chaque aliment… surtout les viennoiseries ! Regardons alors comment je fais pour m'en sortir.

Si le buffet est conséquent vous n'aurez pas de peine à sélectionner un des programmes expliqués plus tôt :

- Muesli
- Œufs

N'oubliez pas de les agrémenter de fruits et/ou légumes.

Par contre, à mon grand regret, il faut éviter au maximum les viennoiseries. Même si elles sont en mode « mini » : Pain au chocolat, croissant, pain au raisin, etc… Ils ont beau être plus petits, ils restent des bombes calorifiques apportant très peu de nutriments essentiels. Si vous ne pouvez pas y résister, prenez-en une, celle qui vous tente le plus. L'autre risque du buffet est de manger trop ! Prenez alors une petite assiette et ne la remplissez pas totalement. Et à moins que vous soyez encore affamé, ne vous resservez pas. C'est simple et efficace. Une fois que vous avez fini, ne tardez pas trop : plus vous restez longtemps plus le risque d'aller vous resservir est grand. Et que faire si ces aliments basiques ne sont pas disponibles ? Changez d'hôtel ! Mangez ce qui est disponible au menu et vous semble le moins gras et le moins sucré et ne remettez plus les pieds dans cet établissement.

Quelle est la meilleure solution pour un petit-déjeuner au travail ?

Sans aucun doute **l'option muesli**, facile et rapide à préparer il représente une excellente solution :

- Vous pouvez stocker **un sachet de mélange à muesli** dans un tiroir ou une armoire : il se conserve longtemps

- Ajoutez au mélange **un yoghourt ou du blanc battu** (plus riche en protéines et pauvre en graisse). Si vous avez un frigo au travail vous pouvez en stocker plusieurs. Sinon prenez en un depuis votre domicile : même s'il faut normalement les garder au frais, ils survivront au trajet.

- Pour **les fruits** c'est un peu plus délicat : vous pouvez en apporter ou en garder au travail, mais ne les oubliez pas ! Ce serait dommage qu'ils pourrissent dans un tiroir… L'option de facilité étant le yoghourt au fruit.

- Pour **le bol et la cuillère** : Apportez-en à votre travail et gardez-les sur place. Si ce n'est pas possible utilisez l'astuce présentée plus haut du yoghourt : Mangez une partie pour faire de la place et complétez-le avec le mélange à muesli.

Pour les tartines c'est un peu délicat à organiser, mais pas impossible, mais ne les mangez pas à votre place travail, vous pourriez vous retrouver avec des miettes partout !

Concernant les œufs : S'ils sont durs pas de problème, par contre vous risquez d'avoir de la peine à vous préparer des œufs au plat ou une omelette au bureau !

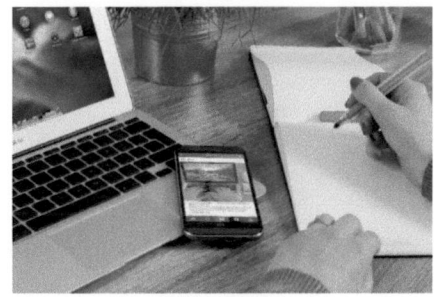

Les bonnes pratiques à retenir pour le petit déjeuner sont :

- Combiner protéines, féculents et fruits/légumes
- Un mélange de céréales avec un yoghourt 0% et des fruits (ou un jus de fruit) est idéal.
- Eviter les aliments très tentant mais trop gras et sucrés comme les croissants, les pains au chocolat ou autres muffins. Ils sont bons et pratiques mais vous feront grossir rapidement.

Votre petit-déjeuner devrait être léger et vous ne devriez pas ressentir de lourdeur après l'avoir pris. Il sert à démarrer la journée. Si vous avez rapidement faim après l'avoir pris ce n'est pas un problème : vous prendrez un encas en milieu de matinée.

Passons maintenant au repas de midi.

Le déjeuner ou « lunch »

Ce repas est là pour recharger les batteries et emmagasiner l'énergie nécessaire pour affronter l'après-midi.

Là encore, **le déjeuner doit contenir une combinaison de protéines, féculents et fruits/légumes pour être équilibré**. Néanmoins les combinaisons sont très variées, les pièges également !

Comme pour le petit-déjeuner, chacun à ses préférences, mais certains plats typiques apparaissent souvent :

- Les salades
- Les pâtes
- Un morceau de viande ou de poisson avec divers accompagnements
- Les pizzas
- Les sandwichs

Etudions d'abord le déjeuner de Claire :

- Claire veut faire attention à sa ligne, c'est donc une adepte **des salades**. Elle se dit qu'elle peut en manger à volonté car elles sont surtout composées de légumes. En plus, en ajoutant un peu de chèvre chaud, des lardons, des croutons et une bonne sauce française ça devient un vrai régal.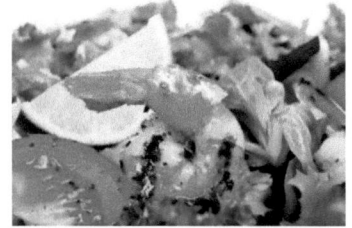

C'est vrai que vu sous cet angle c'est un repas très tenant. D'ailleurs la salade a l'image du repas équilibré et pauvre en calories par excellence. Mais en fait, **tout dépend de sa** composition : elle peut passer du repas idéal à la bombe calorifique en quelques ingrédients !

Si vous vous souvenez des sept principes de l'alimentation optimale, vous vous dites surement que la salade de Claire n'est pas vrai un exemple de repas léger, et vous avez raison ! Comme expliqué dans le principe n°2, **les légumes crus, formant habituellement la base, sont effectivement pauvres en calories et peuvent être consommés à volonté.** Mais cela ne veut pas dire qu'on peut mettre n'importe quoi avec et garder un repas équilibré ! De même le principe n°3 doit vous faire penser qu'il faut également des protéines qu'on ne trouve pas dans les légumes de base. Regardons comment améliorer la salade de Claire :

Commençons par les aliments à ajouter, typiquement pour leur apport en protéines. Malgré tout n'en ajoutez pas plus de ~100 grammes pour une femme, ~120 grammes pour un homme :
- o Le poulet/la dinde/le bœuf
- o Le thon ou autre poisson
- o Le jambon (en enlevant le gras)
- o Les œufs
- o Le tofu/le soja

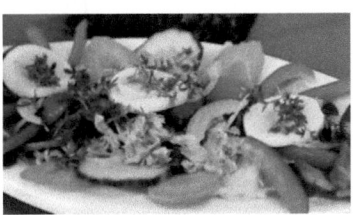

Un bon exemple de salade équilibrée : Légumes + thon, œufs et fines herbes pour ajouter des saveurs

D'autres ingrédients, tels les féculents, sont nécessaires mais doivent être consommés en petites quantités :

- Les pâtes
- Le blé
- Le taboulé
- Le maïs (non ce n'est pas un légume !)
- Les petits pois (ce ne sont également pas des légumes)
- Le fromage (mozzarella, feta, gruyère, chèvre etc…).
- Le pain : Attention, contrairement à ce qu'on peut croire, **il est riche en calories** (~260kcal/100g, donc autant qu'une barre chocolatée). Si vous ne pouvez pas vous en priver, prenez en un morceau mais pas plus !

- **La sauce : C'est un des pires pièges de la salade.** Elle peut transformer en quelques gouttes votre salade équilibrée en un repas qui vous fera grossir !

    Pour vous faire une idée, 4 cuillères à soupe de sauce à salade contiennent à peu près 250 calories. C'est autant qu'un mars, un snickers ou autre barre chocolatée. Néanmoins une salade sans sauce n'est pas mangeable. Ajoutez-en donc en petite quantité (ex : 2 cuillères à soupe), **mélangez bien et pensez au principe n°7 : ajoutez des épices pour relever votre salade !**

    Les sauces allégées peuvent sembler être une solution, **mais elles ont nettement moins de goût.** Vous allez donc avoir tendance à en mettre plus qu'une sauce normale !

Si vous êtes au restaurant demandez de **l'huile et du vinaigre à part** et faites votre sauce vous-même, à la méditerranéenne ! Cela évitera qu'elle soit copieusement arrosée.

Dernière chose : ne saucez pas après avoir fini la salade (= éponger le reste de sauce avec le pain). Le mélange pain + huile vous demanderait beaucoup d'efforts pour être dépensé.

Voici enfin certains ingrédients riches en graisses qui devraient être évités ou limités au maximum :

- o Les lardons
- o Les croutons
- o Le magret de canard (habituellement très gras)
- o L'avocat
- o Les olives

Les points essentiels à retenir pour une salade équilibrée :

- Avoir une majorité de légumes
- Ajouter des féculents et des aliments protéinés mais en quantité limitée
- Eviter d'ajouter des aliments gras
- Pas plus d'une tranche de pain
- Ajouter un minimum de sauce et utiliser des épices pour diversifier les saveurs

Etudions maintenant le repas de Sylvain qui opte en général par **un restaurant avec ses collègues ou un sandwich avalé en vitesse.**

Commençons par :

Le restaurant :

Que vous le vouliez ou non, vous y passerez assurément de temps en temps : Que ce soit avec des collègues, avec des clients, en famille pour fêter un événement, ou juste car vous n'avez pas envie de cuisiner. Il est donc important de savoir comment sélectionner judicieusement vos plats. Contrairement à certaines idées reçues, **il est en général possible de manger sain et léger dans n'importe quel restaurant (je ne parle pas ici de fast food !) Encore faut-il faire le bon choix au moment de parcourir la carte.** Car cette dernière contient souvent de nombreux plats alléchants, mais déconseillés si vous voulez perdre du poids. **Gardez en tête les 7 principes essentiels de l'alimentation optimale au moment de passer commande.** Comme toujours, l'objectif est d'avoir un mélange de protéines, féculents, fruits et légumes. Le tout en limitant les aliments sucrés et gras.

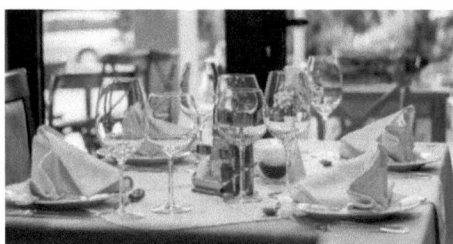

Les restaurants proposent souvent un plat du jour combinant ces trois éléments. Exemple : un morceau de viande ou de poisson avec quelques légumes et des pommes de terre. Cela représente donc une bonne solution à première vue. **Mais souvenez-vous qu'il est en général possible de demander quelques modifications au plat décrit sur la carte :**

Si le filet de loup de mer vous tente (et ce serait un bon choix), mais qu'il est accompagné de frites et d'une sauce, n'hésitez pas à demander quelques changements :

- Demandez à avoir des pates ou du riz à la place des frites, voir des légumes.

- Demandez un plat sans sauce. Vous éliminerez une grande partie des matières grasses. Ou demandez à ce qu'elle soit mise à part pour en ajouter un minimum.

Si la portion est trop grosse, ne la terminez pas, en particulier les féculents. Personnellement je déteste gâcher la nourriture et ma gourmandise me pousse à finir mon assiette (surtout si le plat est délicieux). Pourtant je me pose régulièrement la question en milieu de repas si j'ai encore faim. Si ce n'est pas le cas, je pose mes couverts et m'arrête là.

Evitez un piège typique et ne sautez pas sur le pain en attendant votre plat ! La recommandation pour la salade reste valable : Le pain contient beaucoup de calories et votre plat vous apportera déjà des féculents. S'il n'en contient pas, prenez au maximum un morceau.

Concernant les desserts : Evitez d'en prendre un. Dans l'immense majorité des cas, le dessert ne sert pas à combler la faim, mais juste à se faire plaisir. Si vous ne pouvez pas y résister, limitez les dégâts :

- Accordez-vous un dessert une fois par semaine mais pas plus. Par exemple le vendredi, ou pour un événement particulier
- Prenez un petit dessert : Choisissez idéalement des fruits ou 1-2 boules de glaces. Evitez les coupes contenant beaucoup de glace et de crème chantilly.

- Le « café gourmand » est de plus en plus populaire (un café + quelques mini desserts). Ça peut être une alternative. Le mieux restant de prendre seulement un café ou thé.

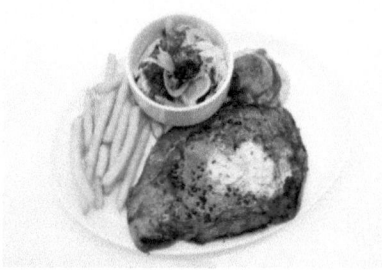

Un plat du jour très populaire : Le fameux steak frites - café de paris ! Si vous remplacez les frites par du riz et que vous laissez la sauce de côté, cela devient un bon choix.

Et si le plat du jour ne vous convient pas ? Intéressons-nous aux mets proposés par la plupart des établissements :

- **Les salades** : les conseils proposés pour le déjeuner de Claire restent valables au restaurant

- **Les pâtes :** Un plat composé uniquement de pâtes contient trop de féculents et pas assez de protéines/légumes. **Ce n'est donc pas un bon choix.** Vous pouvez par contre en prendre en accompagnement d'un plat, comme féculent. Ajoutez des épices à la place de la sauce pour donner du goût. Mais si votre goût pour la cuisine italienne vous impose un plat composé uniquement de pâtes, privilégiez les sauces à base de légumes et aliments protéinés, limitez la taille de la portion et évitez :

- o Les pâtes carbonara : elles représentent un incroyable concentré de graisse.
- o Les lasagnes
- o Le parmesan ajouté

- **Les pizzas :** Ah les pizzas ! Je dois avouer que je les adore. Surtout celles cuites au feu de bois, avec une pâte fine et croustillante et du jambon bien grillé… Bref vous voyez ce que je veux 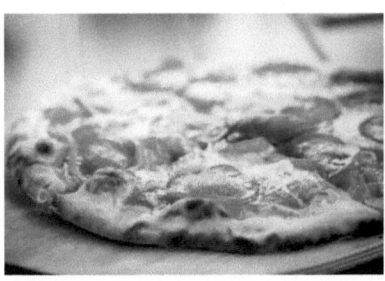 dire. C'est le repas sympa et convivial par excellence, la pizza est également souvent l'alliée des longues soirées de travail. On peut la commander ou la préparer rapidement. La plupart des gens l'adorent et on peut faire varier ses ingrédients suivant les envies. Que demander de plus ? A vrai ce serait plutôt en moins… Malheureusement la pizza est essentiellement composée de pâte et de fromage. Elle contient donc beaucoup de graisse.

L'idéal serait de s'en passer, mais je suis le premier à savoir à quel point c'est difficile. Si vous êtes comme moi, limitez-vous donc à une pizza toutes les deux semaines et privilégiez les versions « légères », c'est-à-dire contenant des ingrédients additionnels sains :

- o Légumes (tomates fraiches, oignons, roquette…)
- o Jambon
- o Champignons

Par contre évitez les pizzas composées de :

- Lard
- Fromage (pizza « quatre fromages »)
- Jambon cru (il a souvent une large bande de graisse)
- Merguez/saucisses
- Olives

Et surtout, **si vous aimez les pizzas épicées, ajouter du poivre mais pas d'huile piquante !** Il y a déjà suffisamment de gras, inutile d'en rajouter.

Là encore soyez exigeant avec vous-même et faites de l'exercice le jour même pour compenser cette pizza. Attention, même en faisant du sport ne dépassez par une pizza par semaine, c'est un plat vraiment très calorifique. Limitez également les autres repas de la journée pour compenser.

- *Les viandes :* Comme expliqué dans le principe n°2, elles ont le gros avantage de contenir des protéines en quantités importantes et donc de donner une sensation de satiété longue durée. Par contre certaines viandes sont plus grasses que d'autres.

Privilégiez donc :
- Le blanc de poulet
- La dinde
- Les filets, steaks ou rumstecks
- Certains morceaux de porc

Evitez :

- Les cuisses de poulet
- L'entrecôte parisienne
- Le cou de porc
- Les magrets de canard

Si on vous sert un morceau de viande visiblement gras, enlevez les parties composées uniquement de graisse (les parties blanches ou transparentes), c'est toujours ça de moins. Si vous avez le choix des accompagnements, sélectionnez des légumes et des féculents sains : riz, pâtes natures, pommes de terre (pas de frites !).

- **Les poissons/fruits de mer :** Ils représentent une source de protéines pauvre en graisse. Ils sont donc évidemment à privilégier ! Le saumon étant un peu plus gras, il ne faudra pas en abuser. Pour les autres n'hésitez pas. Par contre méfiez-vous des sauces ou mayonnaises qui les accompagnent souvent. Si un peu de citron sur votre poisson grillé ne vous suffit pas, ajoutez un mélange d'épices méditerranéennes.

    Pour les accompagnements : les conseils pour la viande restent valables. Surtout des légumes et un peu de féculents.

Au final, si vous n'avez pas résisté à toutes les tentations du restaurant, souvenez-vous du principe n°1 : Compensez par un repas plus léger le jour même ou le jour d'après. Faites également un entraînement physique.

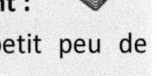

Les points essentiels à retenir lors d'un repas au restaurant :
- Prenez un plat contenant des protéines, un petit peu de féculents et des légumes
- Résistez à la tentation du pain en attendant votre plat
- Demandez à remplacer les aliments trop gras et les sauces
- Ne finissez pas votre portion de féculents

- Evitez le dessert

De cette façon vous pourrez aller au restaurant régulièrement sans culpabiliser et sans prendre de graisse.

Lorsque je suis en retard pour terminer un projet ou préparer une présentation, ou lorsque je dois manger en vitesse dans le train entre deux rendez-vous, je me tourne souvent vers le célèbre sandwich. C'est pratique, rapide et plutôt bon. Je suis d'ailleurs certain que vous en avez déjà mangé dans votre vie. Mais avez-vous fait attention à sa composition ? Car il en existe de toutes sortes. Certains sont tout à faire recommandables, d'autres à éviter comme la peste. Regardons comment les différencier.

Comment préparer un sandwich équilibré :

D'après Wikipédia, le sandwich est « *Un mets généralement composé de deux ou plusieurs tranches de pain avec un ou plusieurs ingrédients entre elles. Par antonomase, le terme « sandwich » tire son origine de John Montagu, 4e comte de Sandwich.* » (https://fr.wikipedia.org/wiki/Sandwich). Voilà pour la parenthèse culture générale, vous pourrez éventuellement placer ça dans une discussion mondaine. Mais on se rend compte qu'un sandwich peut être composé de tout et n'importe quoi.

Il représente le repas typique des personnes n'ayant que peu de temps pour manger ou pour un pic-nic. J'en ai mangé des quantités industrielles avec mes amis lorsque nous étions étudiants ! Comme nous

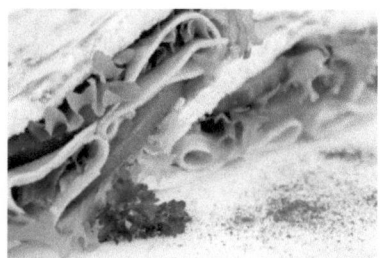

allons le voir, le sandwich peut être un repas intéressant, mais **je vous conseille de faire bien attention à ses ingrédients et de ne pas en manger plus de deux fois par semaine.**

Le sandwich typique est composé de pain, de jambon (ou autre viande) et d'un petit peu de légumes (salade). Le tout assaisonné de beurre/mayonnaise/moutarde. On voit donc que ce n'est pas si éloigné que ça d'un repas équilibré ! Chaque sandwich est différent, mais le même problème de proportions réapparait presque toujours :

- Trop de féculents (pain)
- Pas assez de protéines (jambon, poisson, fromage)
- Pas assez de légumes
- Trop de matières grasses (beurre, mayonnaise)

Mais il y a bien évidemment des solutions !

a. **Trouver un sandwich bien proportionné :** Il existe de nombreux vendeurs (boulangeries, super marchés). Trouvez-en un qui fabrique des sandwichs avec plus de protéines et légumes et peu d'assaisonnement. Ajouter des légumes permet d'enlever le côté « sec » sans ajouter d'assaisonnement. Ils ont donc un double avantage !

b. **Trouver une sandwicherie où vous pouvez choisir vos ingrédients :** Demandez alors de rééquilibrer les proportions et de ne pas mettre de mayonnaise. **Si vous voulez vraiment un assaisonnement, demandez de la moutarde.** Pourquoi ? Tout simplement car la teneur en calories est très différente :

   i. Mayonnaise : ~660 kcal/100grammes
   ii. Beurre : ~720 kcal/100g
   iii. Ketchup : ~110 kcal/100g

iv. Moutarde :   ~66 kcal/100g

Non je n'ai pas fait de faute de frappe, **la moutarde contient bien dix fois moins de calories que le beurre ou la mayonnaise !** Plus elle est forte, moins elle contient de calories (pour l'adoucir on ajoute en général du sucre). Vous savez ce qu'il vous reste à privilégier.

c. **Préparer votre sandwich à la maison le soir d'avant ou au travail :** Finalement si vous voulez être sur du contenu, la meilleure solution est encore de le faire vous-même ! Ça demande un petit peu de temps mais **le résultat est en général bien meilleur et vous permet de varier les ingrédients :**

Si vous préparez votre sandwich le soir d'avant, que vous l'emballez dans du papier d'alu et que vous le laissez au frigo pendant la nuit il sera encore en parfait état le lendemain. Vous pouvez également acheter du pain, du jambon et des légumes à midi et préparer votre sandwich au travail.

d. **Prendre un petit sandwich et le compléter avec une salade et un peu de viande froide :** Dans cette configuration, le sandwich doit être vraiment petit, il représentera votre apport en féculents. Une petite salade et quelques tranches de jambon permettront de compéter ce repas équilibré.

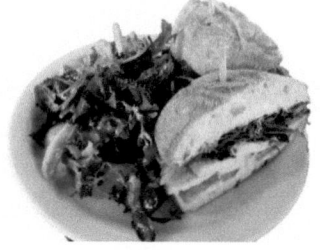

Il reste un élément très important qui peut faire la différence : **la quantité et le type de pain**

Comme déjà dit, il représente les féculents de votre repas, **il faut donc le limiter au maximum.** Dans cette optique, les « club sandwichs » peuvent être une alternative intéressante. Mais ils sont en général riches en mayonnaise. Là encore, le mieux est de préparer votre sandwich vous-même en utilisant des tranches de pain fines.

Au niveau du type de pain : chacun a ses avantages et inconvénients. Le pain au levain est malgré tout un des meilleurs choix car il a un *index glycémique* nettement plus bas que le pain blanc traditionnel et en plus il s'attaque à l'acide phytique.

L'index glycémique indique la vitesse à laquelle le taux de sucre va augmenter dans notre sang après absorption. Plus l'index est élevé plus le taux de sucre augmente rapidement. Cela provoque aussitôt une forte sécrétion d'insuline, dont le rôle est de faire baisser le taux de sucre.

Ainsi, **un aliment à index glycémique élevé provoque rapidement une baisse du taux de sucre à la suite de l'action de l'insuline. Cette baisse de sucre fait alors augmenter la faim.** Les aliments à index glycémique élevé vont donc avoir tendance à vous ouvrir l'appétit.

Les points essentiels à retenir pour un sandwich équilibré :
- Limiter la quantité de pain
- Pour l'assaisonnement : Moutarde ou ketchup en petite quantité plutôt que beurre ou mayonnaise
- Ajouter des protéines : jambon ou thon plutôt que fromage
- Ajouter des légumes : Ils enlèvent le côté « sec »
- Pas plus de deux fois par semaine

Préparer votre propre sandwich prend un peu de temps, mais ça reste la meilleure solution au niveau de la composition et du goût !

Si vous prenez votre repas au travail :

Peut-être que vous n'avez pas le temps ou l'envie de quitter votre lieu de travail pour manger : S'il tombe des cordes ou qu'il fait -5°C à l'extérieur, il peut être agréable de ne pas avoir à sortir. Vous pouvez également vous retrouver bloqué en séance ou collé à votre chaise pour finir une présentation ou une réponse à un appel d'offre.

Vos possibilités de repas vont alors dépendre de deux facteurs :

1. **La présence d'une cantine d'entreprise :** La cantine a souvent l'avantage d'offrir des prix attractifs. Par contre la variété et la composition des plats n'est pas toujours optimale. Appliquez les conseils d'un repas au restaurant. Si un buffet salade est disponible vous pouvez également vous préparer votre propre plat en suivant les conseils donnés plus tôt.

2. **La présence d'un four micro-ondes :** Il permet de réchauffer rapidement les plats. Il ouvre la porte à une solution que ma femme et moi utilisons régulièrement : réchauffer les portions préparées à la maison. Cela nécessite de préparer un plat en plus grande quantité le soir d'avant. Mais l'avantage est de maitriser parfaitement ce que l'on mange, pour un coup imbattable. Pour couronner le tout, c'est souvent la meilleure solution au niveau goût (enfin ça dépend un peu de vos talents de cuisinier)!

Et si vous n'avez ni l'un ni l'autre ? Une solution serait de changer de travail mais c'est un peu radical… Essayez d'en parler avec vos collègues, peut être que vous n'êtes pas seul à avoir besoin d'un four micro-ondes. Si c'est le cas, abordez le sujet avec votre chef et proposez-lui d'en apporter un vieux : vous trouverez en général assez facilement un collègue ayant un vieux four dont il ne fait rien. Sinon cotisez-vous pour en acheter un… à moins d'avoir un chef généreux !

Sinon il vous reste encore deux options (préparées à l'avance ou pas) :

- Le sandwich
- La salade

Les points essentiels pour déjeuner sur votre lieu de travail :

Vos possibilités vont beaucoup dépendre des infrastructures à disposition sur et autour de votre lieu de travail (frigo, four micro-ondes, magasins/restaurants). Prenez le temps d'étudier ce qui est possible et appliquez les conseils du déjeuner en conséquence.

Le diner

Maintenant que nous avons analysés les principaux types de déjeuners, intéressons-nous au dernier repas de la journée : Le diner. C'est le repas piège par excellence : Il est souvent riche et lourd alors qu'il **devrait être particulièrement léger pour deux raisons essentielles :**

1. **L'activité physique après ce repas est en général quasi inexistante** : La fatigue de la journée se fait déjà ressentir et pratiquer un sport dans la soirée peut provoquer une excitation pouvant nuire au sommeil. **La plupart des calories absorbées pendant le diner ne vont donc pas être dépensées par notre corps avant d'aller dormir.** Par contre elles seront stockées sous forme de graisse pendant la nuit !

2. **Un repas léger contribue à un sommeil de qualité,** alors qu'un repas lourd et difficile à digérer provoquera des nuits plus agitées

Malgré tout, le diner est souvent un repas copieux pour une raison très simple : après une longue et dure journée de travail, nous avons tous envie de nous faire plaisir et de nous détendre avec de bons plats savoureux. De plus, si vous rentrez du travail tard et que vous n'avez rien mangé depuis midi, vous aurez vraiment faim et aurez donc tendance à sauter sur la nourriture. A une époque je dois avouer que j'arrivais à la maison, enfournais une pizza et attendais qu'elle se cuise vautré devant la tv. En fait je faisais quand même un petit effort : J'ajoutais du fromage râpé pour qu'elle soit plus savoureuse… Mais j'avais également un ventre en conséquence !

Je viens de vous donner l'exemple à ne vraiment pas suivre. Regardons maintenant ce qu'il vaudrait mieux faire. Les conseils du déjeuner restent valables, voici également quelques astuces propres à ce repas à appliquer sans attendre :

- **Préparez de petites quantités** de façon à ne pas être tenté de vous resservir (à moins d'appliquer la technique des portions pour le lendemain). Un bon moyen est d'utiliser une petite assiette.
- **N'allez pas plus d'une à deux fois par semaine au restaurant :** Le soir il n'est pas possible d'avoir un plat du jour, il devient donc souvent difficile de prendre un repas léger.
- **Mangez un encas léger entre 15 et 16h.** Cela évitera d'arriver affamé à la maison, ou pire d'aller faire les courses en ayant faim. La tentation de craquer pour des biscuits ou autres apéritifs deviendrait trop grande. Je décrirai la composition d'un bon encas dans le chapitre suivant.

Un risque important est également celui du grignotage avant le repas : vous rentrez du travail et vous devez attendre encore une heure pour le diner, vous avez faim et vous décidez d'ouvrir un paquet de chips, cacahuète ou autres snacks. C'est un mauvais réflexe, mais qui est tellement tentant ! **Souvenez-vous plutôt du principe n°5** et appliquez les bonnes pratiques de la liste ci-dessous.

1. Buvez un grand verre d'eau
2. Faites de l'exercice ! Cela coupera l'effet de faim.
3. Mangez quelque chose de léger comme :
    a. Des galettes de riz
    b. Un yoghourt allégé
    c. Une ou deux carottes

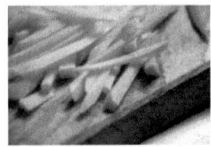

Peu de gens y pensent, mais quelques carottes crues tiennent bien au ventre, sont vites préparées et contiennent peu de calories

Si vous ne pouvez vraiment pas vous empêcher de manger quelque chose de sucré ou gras, prenez-en une petite quantité : Deux carrés de chocolat ou une poignée de chips, puis rangez le paquet ! **Ces produits sont faits pour que vous ne vous arrêtiez pas en si bon chemin et que vous en consommiez un maximum...** Je ne compte plus les fois où j'ai mangé machinalement des chips devant la tv. Au bout d'un moment ma main touchait le fond du paquet et je me disais « déjà ?! mais je viens de commencer ! ». Pourtant j'avais bel et bien tout englouti. Un rapide coup d'œil sur le nombre de calories inscrit sur le paquet suffisait alors pour me faire culpabiliser pour une semaine. Il faut donc être strict pour y résister. Le meilleur moyen reste de ne pas en acheter !

Comment préparer un diner rapide et sain

Un autre piège fréquent du diner est le manque de motivation et de temps pour cuisiner un repas équilibré : il semble tellement plus simple de mettre une barquette de lasagnes ou une pizza au four et d'attendre quelques minutes qu'elle soit cuite. Pourtant il y a une fois de plus des solutions simples et rapides. En voici quelques-unes en plus des repas proposés pour le déjeuner :

- *La salade au thon :* Vous pouvez l'acheter déjà faite ou la préparer vous-même. Une salade avec tomates, poivrons, oignons et thon **ne prend pas plus de 5 minutes à préparer !**
- *Le mélange à la poêle :* Voici encore une description assez peu attirante, pourtant **c'est une solution simple, rapide, bonne, équilibrée et variée (oui tout ça) !** Coupez des légumes et de la viande en morceaux, faites revenir les légumes quelques minutes dans la poêle puis ajoutez la viande et attendez qu'elle soit cuite. Assaisonnez avec des épices et le tour est joué. **Pour les féculents** vous pouvez préparer des pâtes/riz/lentilles/quinoa dans une casserole à part et les ajouter dans la poêle une fois que c'est prêt. **Préparez de grandes quantités et gardez des portion pour le lendemain!**
- *Le mélange au four :* Vous vous dites peut-être « oui mais moi je veux juste mettre quelque chose au four et attendre que ce soit prêt ». Pas de problème ! Procédez comme pour le mélange à la poêle sauf que **vous allez mettre les ingrédients dans un grand plat que vous allez faire cuire au four.** Adaptez le temps de cuisson à la taille des morceaux et à la quantité de nourriture (comptez 20-30minutes minimum à 200-220°C) et n'oubliez pas les épices pour donner du goût.
- *La portion du soir d'avant réchauffée au four à micro-ondes :* Le mélange au four est toujours trop compliqué ? **Préparez des**

portions pendant le week-end et réchauffez-les pendant deux minutes four à micro-ondes. Difficile de faire mieux non ?
- *Le trio protéines-féculents-légumes basique :*

Pour les protéines : Faites cuire un steak, du poisson ou des œufs dans une poêle, ~5min de cuisson suffisent. Si vous voulez vraiment faire simple, achetez des œufs durs ou une barquette de viande froide.

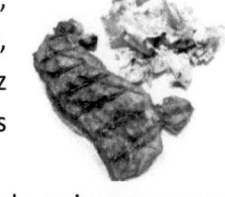

Pour les féculents : Coupez une tranche de pain ou prenez deux biscottes. Si comme moi vous haïssez les biscottes, faites cuire un peu de riz ou quelques pâtes.

Pour les légumes : Pelez trois carottes ou rincez quelques tomates cerise. Vous pouvez aussi acheter un mélange de salade déjà lavée et prête à être consommée. Si vous avez quelques minutes, préparez des légumes surgelés.

Ce ne sera pas le repas le plus excitant de votre vie. **Mais au moins il sera vite préparé et vous fera perdre du poids !**

Les points essentiels à retenir pour le diner :
- Résistez à la tentation du grignotage en rentrant du travail
- Mangez léger : vous dormirez mieux et éviterez de stocker trop de graisses pendant la nuit
- Préparez des portions à réchauffer pour les jours suivant
- Appliquez également les points essentiels du déjeuner

Utilisez les recettes décrites pour préparer rapidement un repas sain. Vous verrez que ça prend à peine plus de temps que de mettre une pizza au four !

Les encas

Je les désigne comme « repas secondaires » car ils sont plus petits que les repas « principaux » comme le déjeuner ou le diner. **Néanmoins ils sont tout aussi importants ! Souvenez-vous du principe n°4 : il vaut mieux des petits repas plus nombreux que deux à trois repas copieux chaque jour.** Cette règle très simple m'a vraiment aidé à perdre du poids de façon agréable (si si !) pour une raison très simple : vous n'avez plus besoin d'endurer la sensation de faim pendant de longues heures. Il est alors plus facile de ne pas « sauter sur la nourriture » pendant les repas principaux. Et pour avoir fait des régimes basés sur la privation, je peux vous assurer que ça fait une sacrée différence ! C'est même la clé pour adopter de nouvelles habitudes.

Malgré tout, les encas ont mauvaise réputation car ils sont très souvent composés d'aliments trop gras ou trop sucrés. Pourtant vous allez voir qu'il est très simple de prendre des encas sains, légers… et savoureux.

L'idéal est de manger en petite quantité le matin autour de 10h et l'après-midi autour de 16h. Ces heures restent indicatives. Il faut surtout que l'encas soit :

- Suffisamment espacé des repas
- Pris à un moment où vous avez faim
- Léger : vous ne devez pas vous sentir lourd ou avoir la sensation d'avoir trop mangé

Intéressons-nous maintenant à sa composition car il n'est évidemment pas question d'engloutir un steak-frites à 10h !

D'un point de vue calorifique, vous ne devriez pas dépasser les 100-150k calories. Il ne va donc pas être possible de combiner protéines/féculents/légumes comme pour les autres repas. Mais vous pouvez privilégier l'un ou l'autre en fonction de vos objectifs. Le principe n°5 et le chapitre précédent donnent des exemples concrets, en voici quelques-uns supplémentaires :

Si vous cherchez des protéines :

- **Quelques tranches de jambon, de viande séchée ou de dinde (maximum 50 grammes).** Mais pas de salami ou chorizo qui sont très gras. Regardez le nombre de calories sur l'emballage au moment de votre choix, mais les viandes grasses se voient à l'œil nu… et ne laissent aucun doute au toucher.
- **Une poignée de graines de courge** ou de tournesol
- **Un yoghourt allégé** riche en protéines (ex : blanc battu ou yoghourt grec)

Si vous cherchez des féculents :

- **Une barre de céréales** ne contenant pas de chocolat et d'à peu près 100 calories
- **Une tranche de pain** (pain complet de préférence)
- **Deux biscottes :** j'ai honte de vous donner ce conseil, mais il faut reconnaître qu'il y en a des versions mangeables et basses calories
- **Trois galettes de riz**

Si vous cherchez des fruits/légumes :

- **Une poignée de fruits secs (sans amendes ou noisettes)**
- **Deux carottes crues**
- **Un fruit (pomme, poire, pêche, etc…)**

Par contre voici les encas à **éviter** :

- Les barres chocolatées/le chocolat
- Les tartines recouvertes de confitures ou pâte à tartiner

- Les biscuits
- Les chips/cacahuètes/flutes ou autres apéritifs
- Les cookies/brownies
- Une glace autre qu'un sorbet

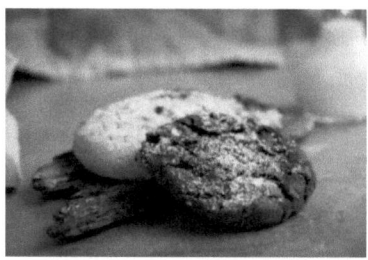

Oui ces cookies sont appétissants, mais ils vous ralentiront dans la quête du corps de vos rêves !

Pour le matin je vous conseille de privilégier les féculents ou protéines. Pour l'après-midi préférez les fruits et légumes : vous avez besoin de plus d'énergie en début qu'en fin de journée. Vous pouvez également adapter la composition en fonction de vos repas précédents/suivants.

Les points essentiels à retenir pour les encas :
- Prenez-en deux par jour : un le matin et un l'après-midi
- Ils doivent être légers (évitez les barres chocolatées ou apéritifs)
- Variez la composition entre protéines, féculents et fruits/légumes

Grâce à ces « mini-repas » vous éviterez les grosses faims. Vous pourrez alors facilement manger moins lors des repas principaux et votre corps brulera les graisses de façon optimale.

Les boissons :

L'impact des boissons sur notre physique est souvent sous-estimé : nous nous focalisons sur les éléments « solides » car ils donnent l'impression de remplir l'estomac et de contenir plus de calories. **Pourtant certaines boissons ne sont pas innocentes car elles contiennent du sucre. Et bien qu'il ne soit pas visible, il peut être présent en grande quantité !** Vous seriez étonné par le nombre de morceaux de sucre qu'un soda contient.

Alors évidemment, la solution simple est de boire uniquement de l'eau car elle ne contient aucune calorie. Vous pouvez donc en consommer autant que vous voulez, vous ne grossirez pas. Mais il faut reconnaître que c'est difficilement réalisable. Qui n'a pas envie de boire une bière bien fraîche ou un apéritif avec ses amis après une dure semaine de travail ? Ou d'accompagner une entrecôte de bœuf d'un vin rouge de qualité ? Certains ont plutôt envie de s'accorder un soda ou un thé glacé au soleil sur une terrasse. Pour vous permettre de perdre du poids sans tomber dans la morosité, nous allons regarder quelles boissons sont à éviter à tout prix et lesquelles peuvent être bues en quantités raisonnables. D'autant plus que certaines, comme les jus de fruits, apportent des bénéfices nutritionnels à ne pas négliger.

Boissons à privilégier (non-alcoolisées) :

- Eau plate ou gazeuse
- Thé/Tisanes (sans ajouter de sucre ou lait/crème)
- Café (sans ajouter de sucre ou lait/crème), mais pour éviter l'abus de caféine ne dépassez pas 3 tasses/jour
- Sodas allégés : ils ne contiennent pas/peu de calories mais il n'est pas recommandé d'en consommer en grandes quantités.

Boissons bénéfiques mais à consommer en quantités limitées (1-2 verre(s) max. par jour) :

- Lait écrémé : Plus il sera écrémé, moins il contiendra de calories. Par contre le taux de calcium et protéines restera constant. Achetez donc un lait contenant un minimum de crème (ou graisse, c'est quasiment la même chose).
- Jus de fruits : ils contiennent du sucre en quantités relativement élevées

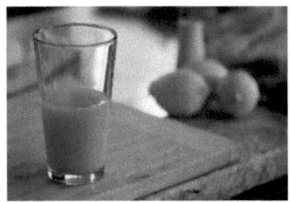

Les jus ont des propriétés intéressantes. Mais l'ajout de sucre et l'absence de fibres les rend moins intéressants que les fruits

Boissons à éviter :

- Lait entier/crème
- Sodas traditionnels (y compris le thé froid/ice tea)
- Cafés contenant du lait et/ou du sucre : cappuccino, renversés

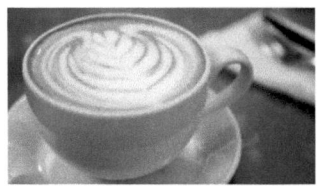

Abordons maintenant les boissons alcoolisées. L'alcool étant une forme transformée du sucre, il est obligatoirement riche en calories, et donc à limiter (l'abus d'alcool est à éviter dans tous les cas). Néanmoins certaines boissons alcoolisées sont plus riches que d'autres.

Les cocktails sont en général les pires : Leur composition varie mais la plupart du temps ils sont composés d'alcool fort, de soda/jus de fruit et de sucre ajouté (sucre en poudre ou sirop). **Ce sont donc logiquement des bombes calorifiques à éviter.** Pourtant ils peuvent être vraiment délicieux. Et la vie est trop courte pour ne pas déguster un bon mojito sur une terrasse ensoleillée de temps en temps ! Mais soyez conscient qu'il va falloir compenser lors du repas et des entraînements suivant.

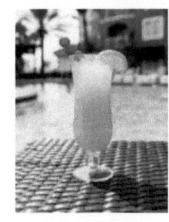

Si vous faites vous-même vos cocktails : Voici quelques astuces permettant de limiter les dégâts :
- **Utilisez du soda « light »**
- **Mettez peu d'alcool fort**
- **Evitez d'ajouter du sucre**
- **Ajoutez de la glace :** en fondant elle augmentera la quantité de liquide sans ajouter de calories.

La bière n'est pas beaucoup mieux lotie. Elle est réputée pour créer un « ventre à bière » chez les hommes et ce n'est pas pour rien ! D'autant plus qu'elle est en général consommée par verre de 3 ou 5dl (voir 1 litre en Allemagne), ce qui représente rapidement des quantités de sucre importantes. Seule exception : la bière sans alcool qui ne contient que ~50kcal pour un verre de 2,5dl.

Le vin (rouge ou blanc, pétillant ou pas) s'en sort un peu mieux. Un verre contient à peu près 80kcalories. Accompagner un repas d'un verre de vin n'est donc pas catastrophique si cela ne se produit pas plus de deux à trois fois par semaine.

Quelques comparaisons de calories entre boissons et aliments :

Aliment/boisson	Calories (kcal)
Un verre d'eau	0
2-3 carottes (100g)	40

Une bière sans alcool (2,5dl)	50
Un verre de vin rouge / blanc	80
Un verre de lait écrémé (2,5dl)	80
Une tranche de pain	85
Un yoghourt allégé	90
Un « shoot » d'alcool fort	100
3 galettes de riz (~100g)	100
Une barre de céréales sans chocolat	100
4 carrés de chocolat au lait (20g)	107
4 carrés de chocolat noir (20g)	109
Un verre de jus d'orange (2,5 dl)	110
Une bière brune 2,5dl	110
Une bière blonde 2,5dl	130
Un verre de soda (2,5 dl)	133
Une poignée de fruits secs (40g)	144
Un croissant	185
Une barre chocolatée type mars ou snickers	230
Un pain au chocolat	280
Un croissant aux amandes	450
Un big mac	511
125g de chips	560
100g de cacahuètes	567

Prenez-donc l'habitude de boire de l'eau lorsque c'est possible et surtout lorsque vous avez soif : c'est à ce moment que vous allez boire rapidement de grandes quantités de liquides, n'étanchez pas votre soif avec des sodas ou des boissons alcoolisées, vous absorberiez un maximum de calories en un temps record !

En plus d'apporter du sucre, l'alcool réduit votre volonté. Donc plus vous buvez, plus vous aurez tendance à faire des écarts au niveau nourriture : c'est un cercle vicieux ! Pour couronner le tout, votre motivation à faire une séance de sport s'effondrera.

Prenez l'habitude d'accompagner chaque repas d'un verre d'eau, même si par exemple vous prenez également du vin.

Les points essentiels à retenir pour les boissons :
- Buvez de l'eau aussi souvent que possible !
- Bannissez les sodas sucrés
- Si vous consommez des boissons alcoolisées : tournez-vous vers le vin et évitez les cocktails et alcools forts

Une mauvaise sélection de boissons peut ruiner vos efforts pour perdre du poids !

Les repas « spéciaux » :

A ce stade je pourrais vous dire que pour devenir mince il suffit d'appliquer rigoureusement les sept principes de l'Alimentation Optimale, ainsi que les conseils décrits aux pages précédentes.

Pourtant dans la pratique, la réalité est souvent bien plus compliquée : **Notre vie est ponctuée d'événements durant lesquels il va falloir faire preuve d'imagination pour manger sain.** Que ce soit un repas avec des collègues ou des amis qui vont vous pousser à prendre une bière, un repas de famille où votre mère insistera pour vous resservir, ou un repas avec un client où la salade sera mal vue. Je vais en décrire certains pour vous montrer comment improviser un repas équilibré, ou au moins « sauver les meubles » !

Le business lunch :

Ce type de déjeuner est particulièrement sensible : en général vous êtes accompagné soit de votre manager, soit d'un client ou prospect, soit d'un partenaire… soit de tous à la fois ! Le but premier n'est plus de manger mais de négocier, renforcer les liens, parler de nouveaux contrats ou même d'opportunités de carrière. Il est alors nécessaire que le repas se prolonge un minimum.

Pas question donc de prendre un simple plat qui sera terminé en quelques minutes, sinon autant faire une réunion traditionnelle. Mais le repas étant un moment de détente, c'est justement le bon moment pour aborder les sujets délicats.

Prenons l'exemple de mon ami Sylvain qui a l'habitude de ce type d'événement particulier. Sylvain arrive au restaurant où il retrouve son manager ainsi qu'un client avec lequel son entreprise aimerait intensifier les affaires.

Le serveur apporte les menus, chacun regarde les mets proposés, tout en continuant la conversation en cours. A ce stade Sylvain ne sait pas vers quelle formule vont se tourner ses interlocuteurs. Il règle souvent le problème en profitant d'un moment de silence pesant pour demander aux autres personnes vers quel plat elles pensent s'orienter, tout en soulignant ceux qui paraissent intéressant et en fournissant quelques recommandations lorsqu'il connaît le restaurant. Mais aujourd'hui la conversation est soutenue et concerne des sujets importants pour les affaires de la société pour laquelle travaille Sylvain. Il n'a donc aucune envie d'interrompre son chef ou son client.

Il choisit donc **une salade comme entrée et un filet de loup de mer accompagné de pommes de terre et légumes.** C'est un repas passe partout mais qui assure une entrée et un plat principal tout en restant léger.

Le repas se passe bien, tout le monde a choisi une entrée et un plat principal, mais le moment du dessert arrive. Le manager de Sylvain et son client décident alors de consulter la carte, il se sent donc obligé de faire de même. Il faut reconnaitre qu'elle est bien fournie : glaces diverses, tarte, fondant au chocolat, crème brûlée etc… J'arrête la description ici pour éviter trop de tentations ! Le premier défi est bien évidemment de résister à ces desserts succulents.

Mais la « cerise sur le gâteau » si on peut dire, est que le Manager et le client de Sylvain ont décidé de prendre un tiramisu et une coupe Danemark. Il va donc falloir prendre un dessert. Mais comment procéder pour préserver l'aspect basses calories du repas durement préservé jusqu'à maintenant ? Sylvain choisit en général une salade de fruit mais il n'y en a pas. Il se décide alors pour 2 boules de sorbet. C'est un bon compromis : le sorbet est moins calorifique qu'une glace traditionnelle. Il représente donc un dessert léger et sain.

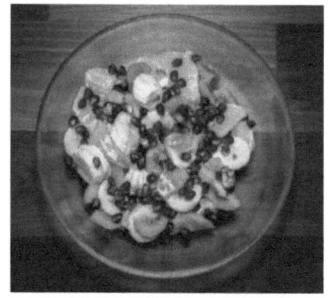

Et qu'en est-il des boissons ? Sylvain a commandé une bouteille d'eau, mais lorsque le tour de son Manager arrive, ce dernier demande une bonne bouteille de vin. Difficile de dire non dans ces conditions : d'abord pour ne pas se sentir « exclu » mais il serait également dommage de passer à côté de ce grand cru ! La solution que je vous recommande **est d'en prendre un verre (à moins que vous ne buviez pas d'alcool, dans quel cas la question est vite réglée) et de le boire lentement :** Comme nous l'avons vu, un verre représente environ 80Kcal et ne va donc pas ruiner vos efforts. **Par contre je vous déconseille de dépasser cette limite :** aussi bien pour réduire la quantité de sucre absorbée que pour garder les idées claires lors de négociations sur des sujets sensibles. C'est pour cela qu'il est important de boire lentement : cela évitera que le serveur vous remplisse votre verre sans arrêt.

Les apéritifs ou cocktails

Après une longue et dure semaine de travail, Claire et Sylvain aiment tous les deux aller prendre un verre avec des amis ou collègues lors d'un apéritif, c'est le traditionnel « After work » : une excellente occasion de relâcher les tensions de la semaine. Sylvain est également invité régulièrement dans des cocktails plus formels avec ses managers, clients et partenaires commerciaux.

Les cocktails et « apéros » sont de bons moyens de se détendre, rencontrer de nouvelles personnes, voire de créer de nouvelles relations commerciales. Par contre ils représentent un moment délicat pour toute personne faisant attention à son poids : **Les boissons et la nourriture qu'on y consomme sont rarement pauvres en calories :** champagne, petit fours, cacahuètes, olives, flûtes, etc… L'objectif va donc être de **limiter les dégâts**. Regardons comment le faire concrètement :

- **Au niveau des boissons :** L'idéal est de prendre une boisson non alcoolisée autre qu'un soda (ou alors en version sans sucre) : de l'eau, un jus de fruit, un thé ou un café. Cela permet de fortement limiter les calories absorbées.

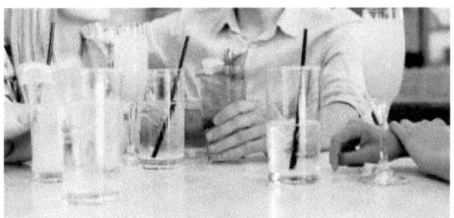

Si vous voulez vraiment une boisson alcoolisée, prenez un verre de vin et buvez-le lentement. Dans un cocktail méfiez-vous des serveurs qui passent remplir les verres : c'est l'assurance de boire plus que prévu. Soyez strictes avec vous-même et limitez-vous à un verre. Privilégiez le vin rouge : il se boit moins vite que le vin blanc ou le champagne.

Evitez les cocktails, nous avons déjà étudié leur composition plus tôt : ils représentent la pire des alternatives.

- **Au niveau de la nourriture :**

Cela va dépendre du choix, de votre faim et de ce que vous avez choisi à boire : l'alcool a un 2ème effet pervers, en plus de vous apporter de grandes quantités de sucre : **il pousse à grignoter.** Vous l'avez surement déjà remarqué : Qui dirait non à quelques cacahuètes pour accompagner une bière ?

Regardez donc ce qu'il y a à disposition : Si des légumes (par exemple sous forme de bâtonnets de carotte, de concombre ou autre) sont disponibles, focalisez-vous 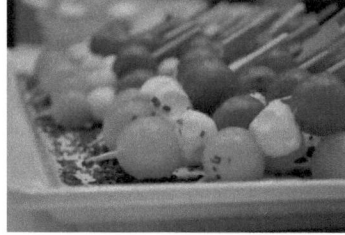 dessus, mais sans sauce cocktail, ils font partie des seuls aliments pauvres en calories que l'on trouve dans ce genre d'événement.

Regardez également si vous trouvez des petites brochettes types poulet ou crevettes. Elles représentent une bonne source de protéines pauvres en graisses, à condition d'éviter à nouveau d'y ajouter de la sauce. Les sushis sont également intéressants (mais il n'y en a pas toujours), vous pouvez même les accompagner d'un peu de sauce soja.

Par contre les canapés et autres amuse bouches sont en général gras, même s'ils n'en ont pas l'air. Il faut donc les éviter ou en consommer un ou deux au maximum. Une bonne stratégie pour éviter les excès est de rester loin des « sources de nourritures » : buffet, plateaux bols de chips, etc... Plus il sera difficile d'y accéder, moins vous en mangerez, c'est aussi simple que ça !

Les points essentiels à retenir pour les repas spéciaux :
- Privilégiez les petites portions : il y aura plusieurs plats
- Evitez les apéritifs, les sauces, les aliments gras et les desserts
- Privilégiez les fruits et légumes
- Limitez au maximum votre consommation d'alcool
- Gardez toujours un verre d'eau à portée de main

Vous vous retrouverez parfois dans des situations où il ne sera pas possible de prendre un repas léger et équilibré. Par contre il y a toujours des solutions pour limiter les dégâts.

En résumé

Nous avons analysé comment appliquer au quotidien les sept principes de l'Alimentation Optimale. Pour conclure, relisez-les et réfléchissez à la façon de les appliquer à **votre style de vie**. Ils ne doivent pas vous compliquer la vie mais vous aider à perdre du poids malgré les contraintes du quotidien. Inspirez-vous des exemples de Sylvain et Claire, vous avez probablement des points communs avec eux.

Intéressons-nous maintenant au programme d'entrainement que vous allez combiner à l'Alimentation Optimale pour obtenir le corps de vos rêves.

Pourquoi faire de l'exercice physique ?

La question se pose ! Comme tout le monde, j'aurais préféré à une époque pouvoir être mince sans bouger de mon canapé. Passer un dimanche après-midi pluvieux couché devant la tv à regarder des séries, tout en grignotant quelques cookies… Aaaaaaaah le bonheur non ? Justement pas ! Lorsque j'étais jeune et gros, la pratique du sport m'a énormément aidé à perdre du poids **tout en m'amusant.** Et j'insiste sur ce dernier point : le sport et l'activité physique peuvent vous apporter beaucoup de plaisir en plus de vous donner un corps de rêves. Sans compter la satisfaction d'avoir fait quelque chose de productif plutôt que d'être resté immobile devant un écran !

Les études montrent également que la progression du surpoids avec l'âge est très souvent due au manque d'activité physique : Manger une salade plutôt qu'un plat de pâte n'est pas si difficile, mais s'inscrire dans un club de fitness (et y aller !) ou commencer son propre entraînement à la maison représente une barrière psychologique qu'il n'est pas toujours facile de traverser. Pourtant une activité physique régulière a un impact important sur votre physique, et ça ne s'arrête pas là ! Voici certains des bénéfices que vous allez en retirer :

- ***Perte de poids accélérée :*** Si vous combinez l'Alimentation Optimale à l'Express Training vous allez fondre… tout en améliorant votre musculature et donc votre apparence ! L'exercice physique permet de perdre du poids en suivant un régime moins stricte et donc plus facile à tenir sur le long terme. C'est la clé de la maitrise du poids.

- ***Amélioration de la silhouette avant même d'avoir perdu de la graisse :*** L'exercice physique va vous faire prendre du muscle qui va raffermir votre corps et améliorer votre silhouette en la rendant plus tonique. Vous obtiendrez donc rapidement des résultats, sans avoir perdu de grandes quantités de gras.

- *Meilleur moral :* Cela vous surprend peut-être car vous voyez l'entrainement physique comme une corvée. Pourtant il est scientifiquement prouvé que le corps libère certaines substances chimiques comme l'endorphine durant l'effort qui contribuent à la bonne humeur.
Si vous essayez, vous remarquerez rapidement que **vous vous sentez plus détendu et satisfait après une séance de sport. Cette amélioration du moral vous aidera à rester motivé et à contrôler votre alimentation plus efficacement.** Sans oublier que vous allez probablement prendre goût à l'activité physique. Elle passera alors d'une corvée à un plaisir ! Je peux vous assurer qu'en hiver, même s'il faut se lever tôt pour aller skier, je le fais avec joie !

- *Meilleure santé :* Tous les médecins le disent, l'exercice contribue à une bonne santé, en particulier au niveau cardiovasculaire. A condition de s'entrainer de façon intelligente et régulière. Vous allez justement découvrir comment le faire dans les pages suivantes.

- *Resserrer les liens, rencontrer de nouvelles personnes :* Le sport est une excellente activité sociale. Si vous trouvez d'autres personnes pour s'entrainer avec vous cela permettra de lancer une dynamique d'équipe très motivante. Cet esprit d'équipe vous aidera à progresser et à vous surpasser. Vous pourrez également rencontrer de nouveaux amis voir de nouveaux collègues ou même de nouveaux clients.

Courir à plusieurs est un exemple parmi tant d'autres où la dynamique de groupe peut aider à se surpasser

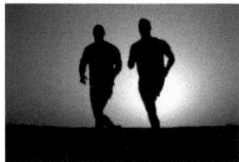

A ce stade vous vous dites peut-être « Oui mais je n'ai pas le temps ! Je travaille 10h par jour et lorsque je rentre à la maison je n'ai pas envie de repartir faire du sport ». Et je vous comprends très bien. J'ai moi-même été dans cette situation pendant des années lorsque je travaillais comme chef d'équipe dans une multinationale. Les journées étaient longues, les voyages également. Lorsque je rentrais chez moi ou que j'arrivais à l'hôtel je n'avais souvent ni l'envie, ni la possibilité d'aller m'entrainer. Si vous avez lu l'introduction de cette méthode vous savez que je stocke facilement de la graisse et que j'aime manger. Ce mode de vie m'a doc rapidement fait reprendre du poids. J'en suis donc arrivé à la conclusion qu'il fallait que je trouve un moyen de faire de l'exercice malgré mon emploi du temps chargé. Mon entraînement devrait :

- **Prendre peu de temps**
- **Pouvoir se faire à la maison, dans une chambre d'hôtel, voir au travail**
- **Permettre d'évoluer en fonction de mes progrès**
- **Couvrir l'ensemble du corps**
- **Donner des résultats rapides**

C'est à partir de cette liste d'objectifs que j'ai mis au point l'Express training (ExTrain). Je l'ai ensuite optimisé durant des années. Et maintenant qu'il est au point, je vais vous en faire profiter. Comme pour l'Alimentation Optimale, je vais commencer par vous présenter les sept principes de base de l'ExTrain. Je les illustrerai ensuite par des exemples concrets de la vie de tous les jours.

Les sept principes de base de l'Express training :

A nouveau, je ne vais pas vous donner un programme d'entrainement strict, ce ne serait ni pratique, ni applicable aux différents cas. Je vais plutôt vous présenter les principes que vous pourrez facilement appliquer au quotidien, selon votre train de vie. Je les illustrerai ensuite à l'aide de cas concrets, et vous expliquerai comment organiser votre programme de remise en forme.

Principe n°1 : Il vaut mieux faire plusieurs entrainements d'intensité moyenne durant la semaine qu'un seul de forte intensité

Je rencontre de nombreuses personnes qui pensent perdre du poids et obtenir le corps de leur rêve en allant courir une fois par semaine jusqu'à l'épuisement ou en faisant une session de deux heures de fitness le weekend. Pourtant elles n'y arrivent jamais et finissent par arrêter par manque de motivation. Plusieurs points sont utiles dans ce constat :

- a. **Il est difficile de trouver le temps et de se motiver à aller faire un long entrainement de forte intensité :** Si votre agenda est chargé, vous ne pourrez pas débloquer 1h30-2h par session. De plus, la perspective de « souffrir » pendant une période prolongée n'est pas encourageante ! La récupération est également longue et engendre de la fatigue.
- b. **Un entrainement par semaine ne suffit pas, quelle que soit son intensité.** Une règle facile à mémoriser :
    - o Si vous vous entrainez **moins d'une fois par semaine** vous ne verrez quasiment aucun effet bénéfique

- **Un entrainement par semaine** vous permettra au mieux de stabiliser votre condition physique
 - **A partir de deux entrainements par semaine** vous allez commencer à progresser et à voir des effets
 - **A partir de trois entrainements par semaine** vous allez progresser rapidement et transformer votre corps
c. A partir de 45 minutes d'effort, votre corps ira puiser dans vos neurotransmetteurs (à moins que vous consommiez une boisson faite pour les efforts longue durée). **Cela aura un effet négatif sur votre humeur, votre motivation et votre sommeil.** Il est donc plus simple et moins contraignant de ne pas dépasser cette limite.
d. **Au final il est plus facile et plus efficace de faire plusieurs entrainements par semaine** de durée et intensité moyenne.

Le raisonnement est proche de celui décrit dans le principe n°4 de l'AO : Privilégier les repas plus petits mais plus fréquents

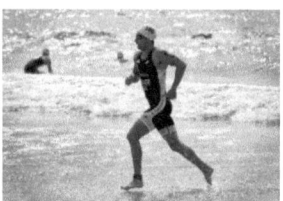

Il n'est pas nécessaire de vous imposer des entraînements dignes d'une préparation au triathlon pour obtenir d'excellents résultats !

Principe n°2 : La marche rapide est votre meilleure alliée

De nombreuses études conseillent de marcher au minimum 30 minutes par jour pour garder la forme. C'est une bonne recommandation, mais encore faut-il préciser le type de marche : 30 minutes de « lèche vitrine » en ville ne suffira pas. **Pour que cela soit efficace il faut adopter la marche rapide !** Elle vous fera brûler des graisses et renforcera vos jambes, 30 minutes par jour suffiront pour avoir un réel effet sur votre silhouette. Ce n'est pas le cas de la marche normale. Du coup la question que vous vous posez surement est « comment différencier la marche rapide de la marche traditionnelle ? ». Voici quelques éléments qui vont vous aiguiller :

Marche rapide :

- Demande un effort pour maintenir le rythme
- Nécessite de respirer plus vite qu'au repos
- Peut provoquer des courbatures le lendemain
- Vous fait rattraper et dépasser la plupart des gens dans la rue.

Marche normale :

- Ne demande pas d'effort, se fait machinalement
- Ne nécessite pas de respiration particulière
- Ne crée pas de courbatures, à part sur des distances anormalement longues
- Vous marchez au même rythme ou moins vite que les autres personnes dans la rue

Je dois reconnaître que j'ai un esprit de compétition assez développé. Ce qui fait que l'objectif de rattraper et dépasser les gens lorsque je marche dans la rue m'amuse beaucoup. Je trouve que c'est un moyen simple et efficace de garder un bon rythme. Essayez ça ne coute rien et c'est sans risques ! Si vous êtes plutôt du genre à aimer les mesures, vous pouvez vous chronométrer sur une distance et essayer d'améliorer petit à petit vos temps. Vous ne savez pas où aller marcher ? Google maps va devenir votre ami ! Etudiez la région autour de votre domicile ou lieu de travail, vous trouverez surement des endroits où vous n'êtes jamais allé. C'est l'occasion de les découvrir. Je fais ça régulièrement pour ma « marche rapide de midi » : Je mange rapidement et vais ensuite faire une promenade. Une autre solution est de choisir un endroit agréable où vous avez du plaisir à vous promener : un parc, une forêt, le bord d'un lac ou de la mer, etc...

La marche rapide est un atout redoutable et largement sous-estimé pour perdre de la graisse. J'insiste donc pour que vous essayiez ! Par contre elle ne renforcera malheureusement pas le haut de votre corps.

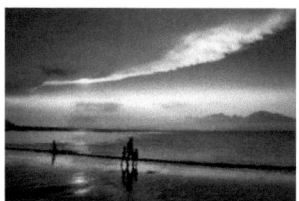

En vacances à la plage ? Profitez-en pour marcher au bord de l'eau !

Principe N°3 : Adoptez un entrainement physique global, pour tout le corps, et mettez l'accent sur les zones que vous voulez améliorer en priorité

Là encore, de nombreux médecins et de nombreuses études le prouvent : **il est important d'avoir une bonne condition physique globale.** C'est également valable d'un point de vue esthétique. Vous avez surement déjà vu sur les plages ou dans la rue certaines personnes qui ont par exemple de très gros bras mais des jambes très fines. Est-ce que vous trouvez ça beau ? Personnellement je trouve qu'une musculature harmonieuse est nettement plus esthétique. Il y a également un bénéfice indéniable au niveau bien-être : Les déséquilibres musculaires se traduisent sur le long terme par des douleurs articulaires diverses. **Lorsque vous entrainez un muscle il est donc impératif de renforcer également le muscle opposé.** Quelques exemples de « paires » à entrainer en parallèle :

- **Au niveau des bras :** Biceps/triceps
- **Au niveau du buste :** Abdos/dorsaux (région lombaire)
- **Au niveau des cuisses :** Quadriceps/ischio jambiers

Une fois que votre entrainement de base est en place vous pouvez passer plus de temps sur les zones que vous voulez améliorer en priorité.

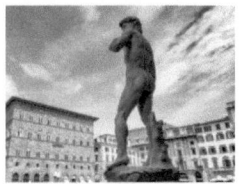

Un corps harmonieux a toujours été synonyme d'esthétisme

Principe N°4 : Utilisez toutes les opportunités de faire de l'exercice et donc de brûler de la graisse

Vous n'êtes pas obligé d'aller à la salle de sport pour vous entrainer. Si vous analysez vos activités de la journée **vous vous rendrez compte que les opportunités de faire de l'exercice sont nombreuses.** Que ce soit au travail, la maison ou durant vos loisirs. Même si ce n'est pas évident au premier abord, vous découvrirez dans cette méthode différents exercices efficaces que vous pourrez réaliser quasiment n'importe où et n'importe quand. Mon blog (https://entrainement3d.com/mon-blog/), ainsi que mes comptes Instagram et YouTube (@entrainement3d) vous fourniront également de nombreux exemples en images. **Vous allez découvrir des opportunités de vous entraîner que vous n'auriez pas soupçonnées !**

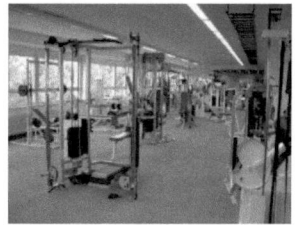

La salle de fitness n'est pas la seule option pour vous entrainer !

Principe N°5 : Des entrainements d'au moins 20 minutes

Les études montrent que **notre corps commence à aller puiser dans ses réserves de graisses après 15 minutes d'exercices.** Avant, il consomme essentiellement les sucres contenus dans le sang. Essayez donc de faire des séances de sport d'au moins 20 minutes, vous obtiendrez nettement plus de résultats. Si vous n'y arrivez pas, essayez de baisser l'intensité de l'effort (ex : courir moins vite si vous faites un jogging) pour tenir sur la durée. **Cela n'empêche pas qu'une marche rapide de 15 minutes ou qu'une courte série de pompes/abdos aient des bénéfices,** en particulier si vous les faites pour compenser un écart alimentaire. Mais pour vraiment progresser et voir des résultats, visez 20 minutes minimum. Si vous avez encore le principe #1 en tête, vous aurez déduit que la bonne durée pour une session se situe entre 20 et 45 minutes.

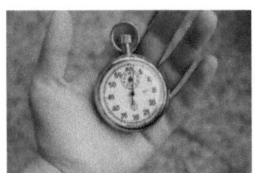

La durée de vos séances est importante si vous voulez progresser, prenez l'habitude de la mesurer.

Principe N°6 : Ne négligez pas l'échauffement avant l'entrainement et les étirements après

C'est un principe de base de toute activité sportive : **échauffez-vous avant de démarrer les exercices.** Certaines personnes voient l'échauffement comme une contrainte ou une perte de temps. Pourtant s'il est fait correctement et de façon tonique il a de nombreux bénéfices :

- Il réduit le risque de blessure (claquage, élongation, etc…)
- Il contribue à la combustion des graisses

- Il permet de « mettre en marche » notre corps de façon moins brusque. Ce qui réduit le risque de se griller en commençant trop fort, en particulier au niveau du souffle.

Ces quelques points devraient suffire à vous convaincre. Si ce n'est toujours pas le cas, essayez !

Les étirements sont tout autant indispensables après l'effort. Ils ont également leurs avantages :

- Amélioration de la souplesse et donc du dynamise de vos muscles et articulations
- Réduction des crampes, des douleurs et du risque de blessure
- Récupération plus rapide après l'effort
- Diminution des tensions dans les muscles si vous êtes stressé

Si j'avais pris le temps de m'étirer régulièrement après mes entrainements, je n'aurais peut-être jamais eu ma hernie discale. Mais ce qui est sûr c'est qu'ils m'ont énormément aidé à récupérer ma souplesse et à réduire les douleurs. Un dernier avantage au cas où vous seriez difficile à convaincre : Plus vous vieillissez, plus les étirements deviennent indispensables pour rester souple et tonique. N'attendez donc plus pour les mettre en pratique.

Prenez ce réflexe : échauffement avant de démarrer, étirements à la fin des exercices.

On vous a probablement enseigné les étirements à l'école : ce n'était pas du temps perdu !

Principe N°7 : Adaptez le rythme de vos entrainements à votre âge

J'entends souvent mes collègues me dire qu'ils ne font quasiment plus de sport car ils sont trop vieux, bien qu'ils aient entre 30 et 50 ans. **Pourtant il n'est jamais trop tard ! Par contre il faut adapter son entrainement à son âge :**

- *Avant 30 ans :* **L'explosivité, est à son maximum**. Les personnes dans cette classe d'âge peuvent donc choisir un entrainement avec une montée en intensité rapide, mais d'une durée assez courte.
- *Après 30 ans :* L'explosivité diminue petit à petit mais **les capacités d'endurance progressent** au moins jusqu'à 40 ans. Vous ne me croyez pas ? Regardez les marathoniens, est-ce qu'ils ont 20 ans ? Certains champions de boxe anglaise ont également entre 35 et 40 ans (voir plus !) et ils restent redoutables. Par contre leur style est différent : ils gèrent le combat sur la longueur.

L'âge n'est donc pas une excuse ! Mais il doit être pris en compte lors de la création du programme d'entrainement. Il faut également consulter un médecin qui pourra vous dire si vous présentez des risques ou pas, et si l'entraînement physique est contre indiqué dans votre cas (par exemple en cas de problèmes cardiaques).

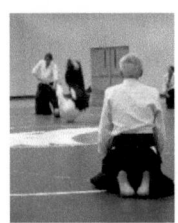

Les vieux maîtres d'arts martiaux sont un des meilleurs exemples qu'on peut rester en forme en vieillissant

Comment créer et faire évoluer votre propre Express training

Regardons maintenant comment appliquer les sept principes essentiels pour créer votre propre programme. Je vais vous expliquer dans un premier temps les exercices permettant de renforcer et muscler l'ensemble de votre corps. Je vous présenterai ensuite différents types de programmes permettant de les combiner. Pour finir j'illustrerai le tout avec les exemples concrets de Sylvain, Claire et Marie qui ont des emplois du temps et des objectifs bien différents. Ce sera l'occasion de vous expliquer comment vous entraîner au quotidien :

- ***A la maison***
- ***Au travail***
- ***A la salle de sport (au cas où vous tiendriez à y aller)***

Après avoir lu ce chapitre, vous saurez quels exercices effectuer et de quelle manière pour ressembler à votre modèle.

L'échauffement :

Si vous avez encore en tête le principe n°6, cette première étape ne vous surprendra pas : **Vos sessions devront démarrer par des échauffements**, je vais donc logiquement commencer par vous expliquer de quoi il s'agit. Le but de l'échauffement est de préparer votre corps aux contraintes plus intenses qu'il va subir : **Pour que l'élasticité et la tonicité de vos tendons, ligaments et muscles soit optimale, il est indispensable de les solliciter progressivement.** C'est un peu comme pour le moteur de votre voiture : il ne faut pas le faire tourner à trop haut régime alors qu'il est encore froid. C'est pareil pour le corps humain : Si vous essayez de courir un sprint au saut du lit, il se pourrait bien que vos jambes n'apprécient pas et qu'elles vous le fassent savoir. Vos poumons vont également commencer à vous brûler et il sera difficile de récupérer. Alors qu'après un bon échauffement vous allez pouvoir pousser votre corps dans ses limites !

Les mouvements doivent couvrir au minimum les zones que vous comptez entrainer. Par exemple si vous vous préparez pour un entraînement focalisé sur les bras, chauffez vos poignets, coudes, biceps et triceps, et faites quand même quelques mouvements pour les épaules, pectoraux et le buste. Mais le mieux reste de faire un échauffement impliquant toutes les parties du corps : Certains exercices vont mobiliser des muscles que vous ne soupçonnez pas ! **Si vous doutez encore, regardez les athlètes professionnels :** Ils s'échauffent toujours avant un effort. Vous pouvez par exemple observer les footballers d'échauffer au bord du terrain avant d'entrer dans le match, ou les athlètes lors des meetings d'athlétisme. Certains le font en coulisse, mais aucun n'arrive « à froid ».

Pour ne pas oublier de zone, **le plus simple est d'aller de haut en bas.** Voici une description des étapes :

a. Mettez-vous debout et **commencez par la nuque** en faisant des demi-cercles vers le haut, puis vers le bas. Ensuite faites des mouvements amples de bas en haut et de gauche à droite (« oui » et « non »)
b. **Passez aux épaules :** Tendez les bras de côté et faites 15 petits cercles dans un sens, 10 cercles plus grands, puis 10 cercles les plus grands possible. Pui changez de sens.
c. Mobilisez **les coudes et poignets :** Faites 20 cercles avec vos avant-bras dans un sens, tout en faisant des rotations des poignets. Faites la même chose dans l'autre sens.
Faites 20 flexions-extensions des bras à l'horizontale comme si vous vouliez lancer un ballon devant vous. Faites la même chose les bras à la verticale.
d. Echauffez **le haut du tronc** en tournant le haut du corps vers la gauche et la droite **sans forcer** 20 fois.
e. Descendez au niveau **des hanches** : Ecartez légèrement les jambes, mettez les mains sur les hanches et faites 15 cercles avec vos hanches dans chaque sens.
f. Passez **aux genoux** : Serrez les pieds et groupez vos genoux, fléchissez légèrement les jambes et faites 15 cercles avec les genoux serrés dans un sens, puis 15 dans l'autre. Faites ensuite le même mouvement avec les genoux écartés à largeur d'épaule.
g. Finissez par **les chevilles** : Gardez un pied au sol, levez le talon de l'autre pied pour qu'il touche le sol par la pointe. Faites 15 cercles dans chaque sens avec le pied posé uniquement sur la pointe puis changez de pieds.

Ces exercices forment l'échauffement de base. **Il faut le faire de façon tonique pour que cela représente déjà un effort.**

Si vous voulez faire des exercices impliquant une grande souplesse, comme des coups de pieds, il faudra ajouter certains étirements à votre échauffement. Ils seront décrits plus loin dans ce chapitre : Un étirement peut également être bénéfique en phase de préparation.

Les exercices :

Maintenant que vous êtes chaud, passons aux choses sérieuses. Je vais vous proposer différents exercices répartis en quatre groupes représentant les principales parties du corps, à savoir :

   a. **Les bras** : Biceps, triceps et avant-bras
   b. **Le buste** : Epaules, pectoraux, grands dorsaux
   c. **Le tronc** : Abdominaux inférieurs / supérieurs / obliques et lombaires
   d. **Les jambes** : Quadriceps, Ischio jambier, fessiers et mollets

Le but sera ensuite de combiner des exercices de chaque groupe pour former le programme parfaitement adapté à vos besoins. J'y reviendrai.

Un conseil important : N'hésitez- pas à vous filmer à l'aide de votre smartphone lors de vos entraînements ou à vous regarder dans un miroir. Vous pourrez facilement voir si vous faites l'exercice correctement. Vous vous rendrez vite compte que l'impression que l'on ressent pendant un exercice est souvent différente de la position réelle que l'on a. Autre avantage : au fur et à mesure de vos progrès vous pourrez admirer à quel point votre corps devient beau. Vous trouvez ça un peu narcissique ? C'est peut-être vrai, mais franchement qu'est-ce que c'est agréable !

Les bras :

Pour les hommes, obtenir des bras musclé est particulièrement important car ils sont souvent vus comme un signe de virilité. Chez les femmes c'est forcément moins le cas... **Pourtant muscler les bras reste important pour obtenir une forme harmonieuse et ne pas subir le phénomène de « peau qui pend » à partir d'un certain âge.**

Je le répète car je sais que ça peut effrayer certaines femmes : ne vous inquiétez pas, vous n'allez pas attraper des bras de bodybuildeuse sans le vouloir ! En privilégiant les mouvements rapides et avec une faible résistance vous obtiendrez des bras fins, peu volumineux, fermes et toniques.

Si au contraire vous voulez prendre du muscle, faites peu de répétitions avec une forte résistance et des mouvements lents.

Etudions brièvement la structure musculaire du bras : Il y a deux muscles principaux englobant l'humérus : **le biceps** (la partie « avant ») et **le quadriceps** (la partie « arrière »). Il faudra impérativement muscler les deux pour éviter les déséquilibres.

A cela s'ajoutent les muscles de l'avant-bras. Ils servent principalement à faire bouger notre poignet et nos doigts. **Ils seront donc entrainés naturellement lors des exercices pour les biceps et triceps.**

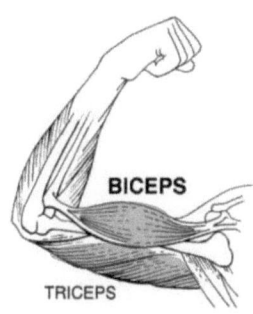

Commençons par :

Les triceps :

De manière générale **ces muscles sont sollicités lorsque vous poussez quelque chose en tendant les bras.** Le moyen le plus simple de les muscler est de faire des **APPUIS-FACIAUX** ou **« POMPES ».** Il en existe de nombreuses variantes plus ou moins difficiles. Cela rend cet exercice particulièrement intéressant car vous allez pouvoir le faire évoluer au fur et à mesure de vos progrès. L'autre gros avantage des pompes est qu'il est possible de les faire à peu près n'importe où ! Regardons les étapes du mouvement de base :

Position de départ :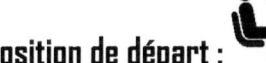

Mettez-vous en position allongée sur le ventre, en appui sur les bras tendus. Les pieds peuvent être joints ou légèrement écartés.

Mouvement :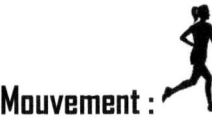

Fléchissez les bras pour rapprocher votre buste du sol, sans qu'il ne le touche, puis poussez sur les bras pour revenir à la position de départ sans avoir les bras totalement tendus. Faites des séries de 25 à 30 répétitions. Essayez les alternatives dès que cela devient facile ou si vous n'arrivez pas à faire au minimum 5 répétitions.

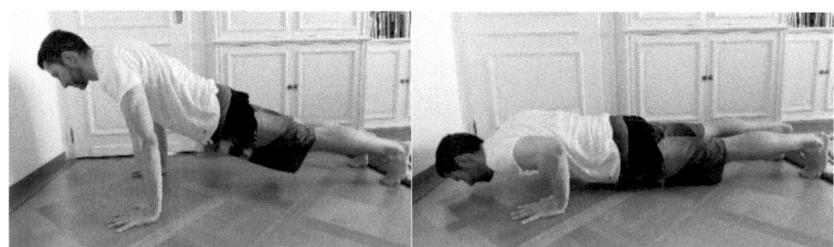

Alternatives :

Elles sont nombreuses ! Vous pouvez simplement varier la difficulté en fonction de votre niveau :

- Posez vos genoux à terre pour diminuer la difficulté

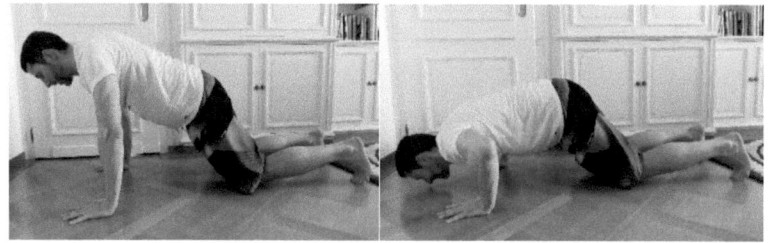

- Surélevez vos pieds pour augmenter la difficulté

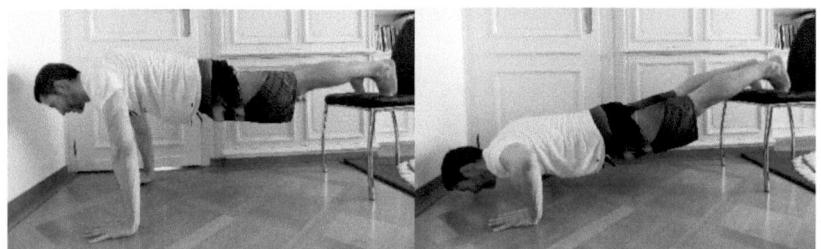

Mais vous pouvez également varier les muscles impliqués en déplaçant vos mains. Par exemple en partant d'une position avec les bras écartés vous solliciterez plus la partie latérale des pectoraux.

Une variante intéressante pour faire des pompes discrètement, quasiment n'importe où et n'importe quand est de faire des pompes à une main, penché contre un mur. Cela fait partie des exercices que vous pouvez faire au travail :

- **Trouvez un mur** dans un endroit tranquille (ex : une salle de conférence, les toilettes, un couloir peu fréquenté ou même votre bureau si vous en avez un).
- **Tenez-vous face au mur** à max. un mètre de distance.
- **Penchez-vous en avant et appuyez une de vos mains** contre le mur au niveau du milieu du torse pour éviter de venir « embrasser » le mur.
- **Commencez les pompes.** Vous remarquerez vite que l'exercice n'est pas si simple qu'il peut paraître.
- Alternez des séries de 25 répétitions pour chaque bras

Voici un petit exemple en chemise (et cravate !) pour vous prouver que vous pouvez faire cet exercice n'importe où, même au travail :

https://www.instagram.com/p/BBVrsrSsDn4/?taken-by=lionele3d

Conseils du coach :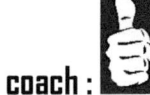

- Gardez le dos, la nuque et vos jambes bien droits et alignés pendant l'exercice, comme si on devait poser une planche sur votre corps. Cela permet de renforcer votre gainage (dos + abdos) et d'éviter les blessures. Filmez-vous durant l'exercice pour vérifier votre position.

- **Vos jambes doivent être très légèrement** fléchies pour ne pas crisper vos genoux et générer des douleurs sur le long terme.
- **Ne tendez pas totalement les bras (hyper extension du coude) lorsque vous revenez à la position de départ.** D'une part l'exercice sera moins efficace car vous vous reposerez sur vos articulations, d'autre part vos coudes vont justement souffrir si vous leur imposez ce type de contrainte trop souvent.

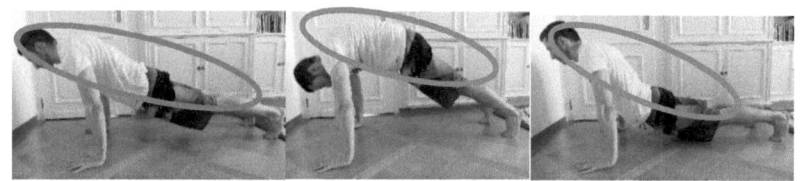

La première photo montre l'alignement entre le dos, les cuisses et la nuque. Conservez-le durant tout l'exercice. Les suivantes montrent deux erreurs classiques : Cambrer le dos et incliner la nuque.

Autre exercice pour les triceps :

LES EXTENSIONS VERTICALES OU DIPS :

Position de départ :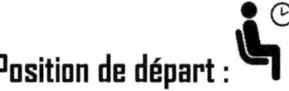

Trouvez une chaise sans accoudoirs ou avec des accoudoirs suffisamment solides pour supporter votre poids, ou mettez-vous au bord d'un canapé. Posez vos mains sur le bord de la chaise/les accoudoirs/le bord du canapé comme si vous vouliez vous asseoir mais avec les jambes tendues devant vous et les pieds posés par terre. Personnellement j'utilise les poignées de mon banc à lombaire, c'est parfait !

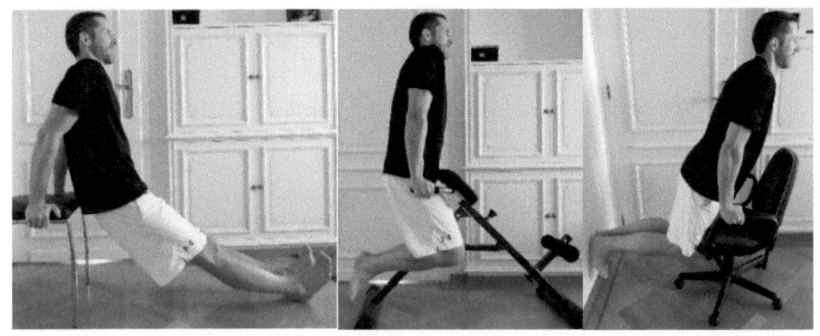

Attention : Vérifiez bien avant de démarrer que votre support ne va pas basculer vers l'avant au moment où vous faites l'exercice ! Ça pourrait faire une vidéo très drôle (si vous avez suivi mon conseil de vous filmer pendant l'exercice), mais également un peu mal…

Mouvement :

Fléchissez les bras (en descendant), arrêtez-vous avant de toucher la chaise ou le sol, puis poussez sur les bras pour les tendre à nouveau et revenir en position de départ. Là encore, gardez les bras légèrement fléchis pour continuer à solliciter vos muscles et ne pas vous reposer sur vos articulations.

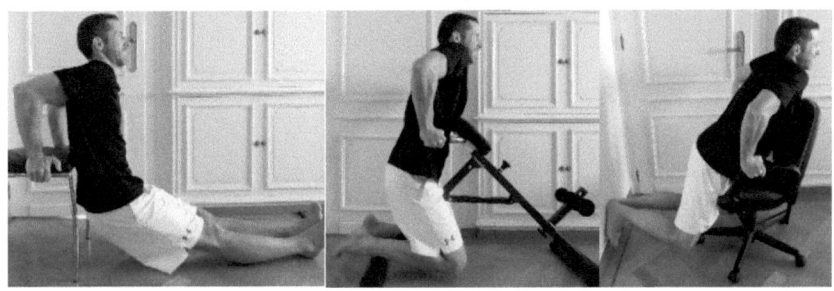

Alternatives :

- **Faites l'exercice de façon statique :** fléchissez les bras et gardez la position basse le plus longtemps possible. C'est plus discret et permet de faire l'exercice dans de nombreux endroits, au travail par exemple.
- **Alternez les positions face au support/dos au support,** cela permettra de varier les muscles entrainés. Mais dans les deux cas vérifiez d'abord la stabilité de votre support en faisant l'exercice lentement avec les pieds touchant le sol.

Conseils du coach :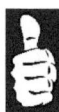

- Pour éviter toute douleur, gardez la tête droite, fixez un point devant vous et ne regardez pas le sol ou vos pieds.

Si vous avez **des haltères** (et je vous recommande fortement d'en acheter : ce n'est pas très cher et vous allez voir qu'ils sont utiles dans de nombreuses situations, surtout si vous prenez les versions permettant de changer les disques. Sans compter que vous allez pouvoir les utiliser toute votre vie sans les changer : c'est du solide !), vous pouvez également faire du **DÉVELOPPÉ MILITAIRE** :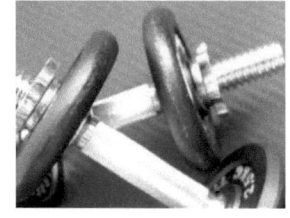

Position de départ :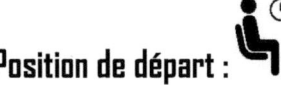

Assis ou debout, le dos bien droit, prenez un altère dans chaque main et tenez les devant vous, dos de la main face à vous.

Mouvement :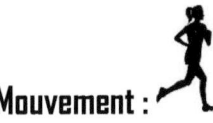

Tendez les bras vers le ciel avec les haltères dans les mains puis redescendez jusqu'à avoir les mains au niveau des épaules.

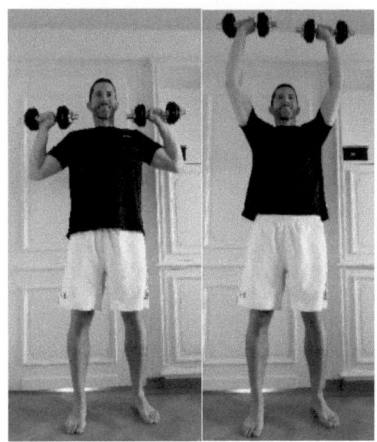

Alternatives :

- Si vous avez un banc inclinable vous pouvez vous coucher dessus sur le dos et transformer le développé militaire en **DÉVELOPPÉ INCLINÉ OU DÉVELOPPÉ COUCHÉ** (banc à plat). Plus vous vous rapprochez de l'horizontale, plus vous solliciterez les pectoraux.

Conseils du coach :

L'exercice est simple et efficace. Mais faites quand même attention à :

- **Ne pas tendre totalement les bras** pour épargner vos coudes
- **Fixer un point devant vous** pour garder la nuque droite
- **Garder le dos droit et les genoux légèrement fléchis**

Voici déjà de quoi donner forme à vos triceps. Consultez mes vidéos pour voir d'autres alternatives.

Intéressons-nous maintenant à l'autre muscle principal du bras :

Le biceps :

Situés à l'opposé des triceps, les biceps sont logiquement sollicités lorsque vous fléchissez le bras pour tirer quelque chose vers vous. Mais contrairement aux triceps, il y a peu de moyens de les entrainer sans matériel. Il vous faudra au minimum une barre ou un endroit pour vous suspendre et faire des tractions. Vous trouverez des barres de traction à petit prix dans les commerces, mais vous pouvez également en improviser une en prenant un balai assez solide et en le posant entre deux supports (par exemple des armoires) pour pouvoir vous y suspendre. Faites quand même attention à ce qu'il ne puisse pas bouger et à ce qu'il résiste à votre poids !

Les haltères pourront également vous aider, mais vous pouvez démarrer avec de grosses bouteilles d'eau ou un sac bien rempli.

Les tractions :

Position de départ :

Bras tendus vers le ciel, attrapez une barre à laquelle vous pouvez vous suspendre. Gardez une distance entre vos mains équivalente à la largeur de vos épaules. Vérifiez que la barre supporte votre poids en décollant doucement les pieds du sol la première fois.

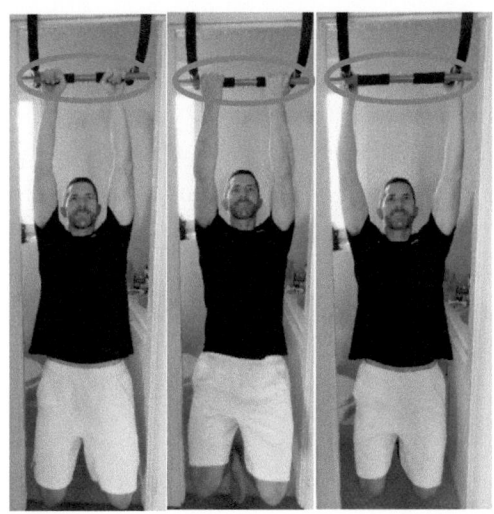

Mouvement :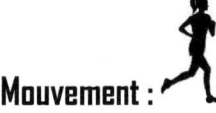

Une fois que vous avez vérifié que la barre supporte votre poids il vous « suffit » de lever les pieds et de fléchir les bras pour amener votre menton à la hauteur de la barre, puis redescendre.

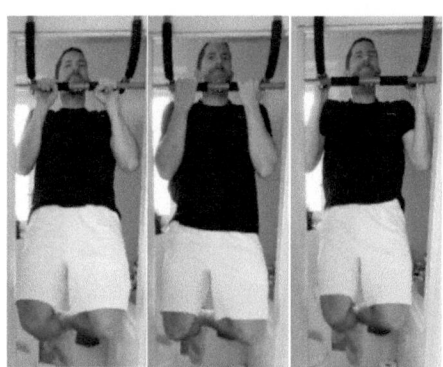

Alternatives :

- **Variez la position des mains sur la barre :** plus vous les écartez, plus vous solliciterez vos grands dorsaux.
- **Variez prise de la barre en pronation ou supination** (dos de la main dans votre direction ou à l'opposé), voir latérales. Les 3 versions sont visibles sur les photos ci-dessus.
- Gardez les jambes tendues à angle droit avec votre corps **pour entrainer en même temps les abdos.**

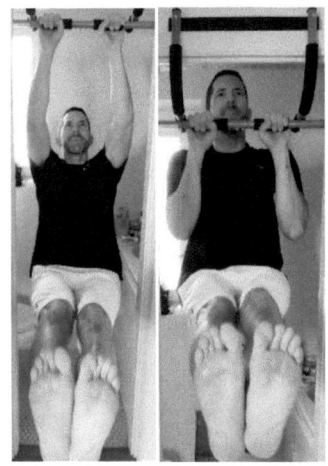

Ok, la plante de mes pieds n'est surement pas la plus belle chose que vous ayez vue de votre vie. Mais ne négligez pas pour autant cette variante des tractions, elle est efficace !

Conseils du coach :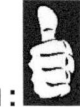

- Contrôlez la montée <u>et</u> la redescente : ne gigotez pas dans tous les sens pour monter et ne vous laissez pas retomber. Le mouvement doit être régulier et contrôlé du début à la fin.
- Gardez la nuque droite et ne vous crispez pas.
- **Ne faites pas de mouvements avec votre buste ou nuque** pour vous aider ou prendre de l'élan.

- Si l'exercice est trop difficile au début vous pouvez le rendre plus facile de plusieurs façons :
    o **Si vous allez dans un** fitness vous trouverez des appareils avec un contre poids soutenant vos jambes ou vos genoux et réduisant donc le poids à soulever.
    o **Si vous vous entraînez chez vous ou à l'extérieur :** Faites l'exercice en mode statique ou négatif : faites un petit saut pour prendre de l'élan et fléchir les bras jusqu'à avoir le menton au niveau de la barre. Essayez ensuite de **garder la position** (statique) et/ou **de redescendre le plus lentement possible**.
    Cette technique peut également être utilisée en fin de série pour faire quelques tractions en plus.

LES CURLS

Cet exercice très connu est une référence pour les biceps. Il permet de les isoler très efficacement et donc de leur donner forme rapidement. Si vous cherchez à avoir de gros biceps, les curls vont devenir vos amis !

Position de départ :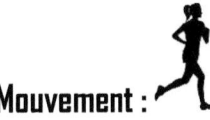

Debout, les bras tendus vers le bas en tenant les haltères (ou tout autre objet lourd), paumes des mains opposées à vous.

Mouvement :

Remontez les haltères vers votre poitrine de façon à faire un demi-cercle, puis redescendez jusqu'à avoir les bras presque tendus. Le coude doit rester légèrement fléchi.

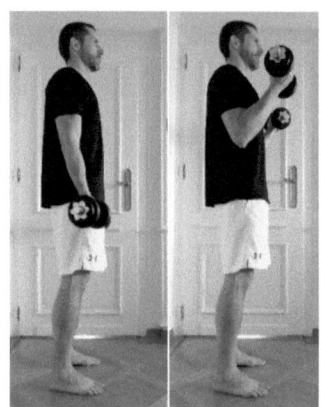

Alternatives :

- Tournez vos mains d'un quart de tour pour avoir les paumes en direction de vos hanches.
- Depuis la position précédente, soulevez-les haltères verticalement comme si vous vouliez les amener sous vos aisselles.

Conseils du coach :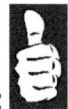

- Maitrisez la redescente, ne laissez pas retomber vos bras
- Levez les 2 haltères en même temps
- Ne vous aidez pas en utilisant votre dos pour prendre de l'élan. Seuls les avant-bras doivent bouger.

Le buste :

Nous allons entrainer ici 3 groupes musculaires :

- *Les pectoraux*
- *Les grands dorsaux*
- *Les épaules*

Certains exercices pour les bras seront également valables pour le buste.

Les pectoraux

L'entrainement de ce muscle est très populaire, aussi bien chez les hommes que les femmes. La raison est esthétique :

- **Avoir une poitrine musclée est un signe de virilité chez les hommes.** Cela permet de bomber le torse pour impressionner les femelles, ainsi que les autres mâles (oui c'est un comportement très animal. Mais c'est la réalité).
- Pour les femmes, **renforcer les pectoraux permet de faire remonter la base des seins et donc de leur donner un meilleur aspect.** Surtout à partir d'un certain âge, quand les effets de la gravité commencent à apparaître.

Maintenant que vous êtes convaincus de l'utilité de ce muscle, regardons comment l'entrainer. Les exercices pour les triceps sont souvent un bon début. En variant légèrement la position des mains on privilégie un groupe musculaire plutôt qu'un autre.

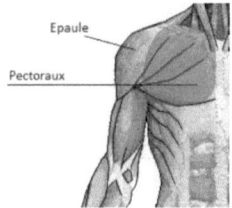

Le premier exercice est donc logiquement…

Les pompes

La position de départ et le mouvement restent les mêmes, par contre quelques subtilités doivent être connues (relisez les paragraphes concernant les triceps si vous avez un doute) :

Conseils du coach :

- Ecarter les bras au-delà des épaules permettra de solliciter les pectoraux de façon plus intense. Vous pouvez alors tenter une variante que j'aime beaucoup : LES ACHER PUSH UPS ! Descendez sur un bras tout en tendant l'autre, puis remontez et descendez sur l'autre bras. Vous devriez vite comprendre la raison du nom.

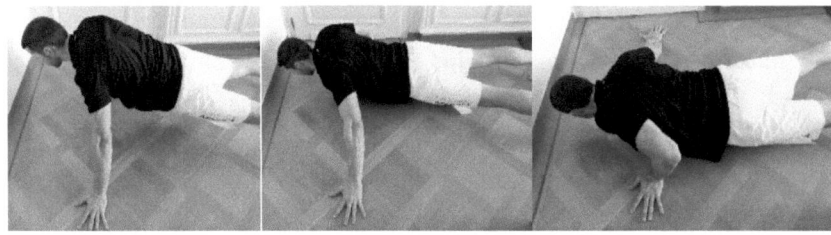

- Vous pouvez également jouer sur l'axe vertical en plaçant vos mains plus basses (mais avec un écartement normal). Par exemple au niveau du bas du sternum. Vous pouvez même aller jusqu'à la hauteur du nombril mais ça va commencer à devenir difficile !

Les chest fly on (resserrements des bras)

Cet exercice nécessite deux poids (bouteilles d'eau, haltères, …) :

Position de départ :

Couchez-vous sur le dos, idéalement sur un banc de musculation ou en surélevant votre dos à l'aide d'un tapis plié en 2. Saisissez un altère dans chaque main, tendez les bras et écartez les bras au maximum sans que les haltères touchent le sol.

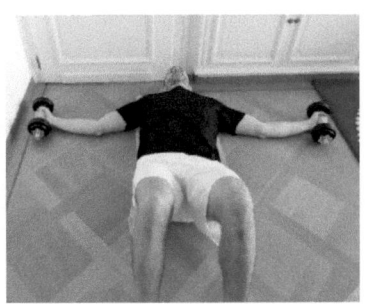

Mouvement :

Bras presque tendus, ramenez vos mains au-dessus de vos épaules. Chacun de vos bras doit effectuer un quart de cercle. Revenez ensuite à la position de départ.

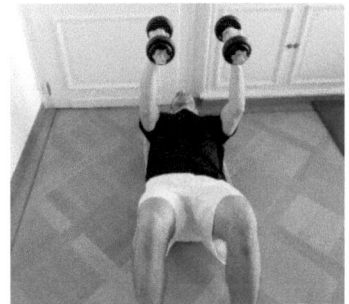

Alternatives :

- **Variez l'angle de départ entre vos bras et votre corps.** Le mouvement de base consiste à avoir les bras et le tronc perpendiculaires. Vous pouvez démarrer avec les bras légèrement vers le bas ou vers le haut.
- **Démarrez avec les bras tendus derrière votre tête dans l'alignement du corps** et ramenez les au-dessus de votre torse. Cette variante se focalise plutôt sur le bas des pectoraux.

Conseils du coach :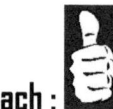

- Maîtrisez la redescente, ne laissez pas retomber vos bras
- Levez les 2 haltères en même temps et n'allez pas trop loin : inutile de les faire se toucher au-dessus de votre torse. Il n'y a plus d'effort dès que vous dépassez la hauteur de vos épaules.
- Augmentez les poids si l'exercice devient trop facile
- Gardez la tête appuyée sur le sol et fixez un point devant vous
- Gardez les jambes fléchies avec les pieds posés par terre
- Gardez les bras légèrement fléchis durant tout l'exercice, mais ne changez pas l'angle de votre coude, sinon l'effort sera au niveau des biceps et pas des pectoraux.

LES EXTENSIONS VERTICALES ou DIPS :

Cet exercice pour les triceps est également valable pour les pectoraux si vous exécutez la variante face à la chaise ou à votre support.

Les grands dorsaux

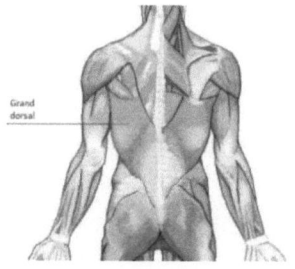

Ces muscles sont sollicités lorsque vous tirez quelque chose vers vous en agissant sur le mouvement des épaules.

Les tractions :

Cet exercice présenté pour les biceps entraine particulièrement bien les grands dorsaux, à condition d'avoir une prise plus large que vos épaules.

Conseils du coach :

- Pour **solliciter les biceps**, gardez les mains relativement proches (max. largeur des épaules)
- Pour **solliciter votre dos** écartez les mains d'avantage que les épaules.

Les épaules

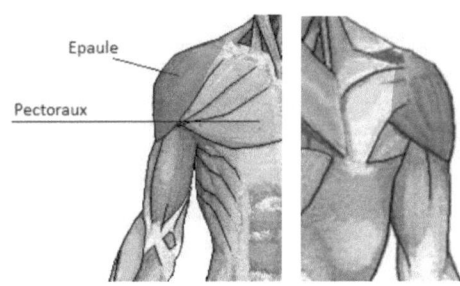

De manière générale ces muscles sont sollicités lorsque vous soulevez un objet (arrière de l'épaule) et lorsque vous devez lever les bras ou les maintenir en l'air (avant de l'épaule). Commençons par entrainer l'avant du muscle :

Exercice statique de renforcement :

Tendez un bras devant vous à l'horizontale et maintenez la position une minute. Alternez bras gauche-droite.

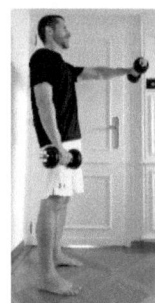

L'exercice va rapidement être trop simple, prenez alors un poids (par exemple une bouteille d'eau ou un altère) dans votre main.

Le développé militaire :

Cet exercice expliqué dans le chapitre des triceps **muscle également les épaules**. Il peut être effectué debout ou assis.

Les élévations latérales :

Cet exercice nécessite deux poids à tenir dans vos mains.

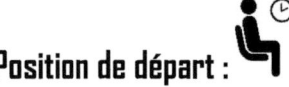
Position de départ :

Debout ou assis, les bras le long du corps

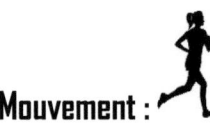
Mouvement :

Levez les deux bras de côté, en même temps, de manière à les amener à l'horizontale en faisant 2 quarts de cercles. Le mouvement s'arrête à hauteur d'épaules.

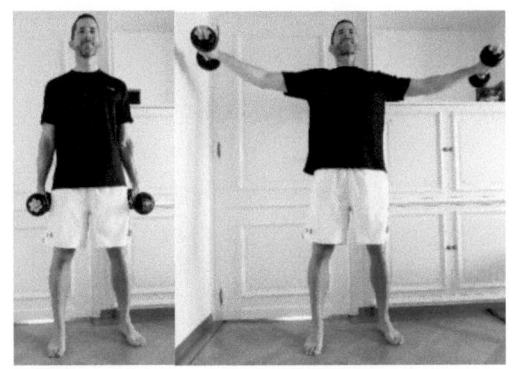

Alternatives :

- Levez les bras à tour de rôle devant vous plutôt que de côté, jusqu'à avoir le bras à la verticale. On parle alors **D'ÉLÉVATIONS FRONTALES**

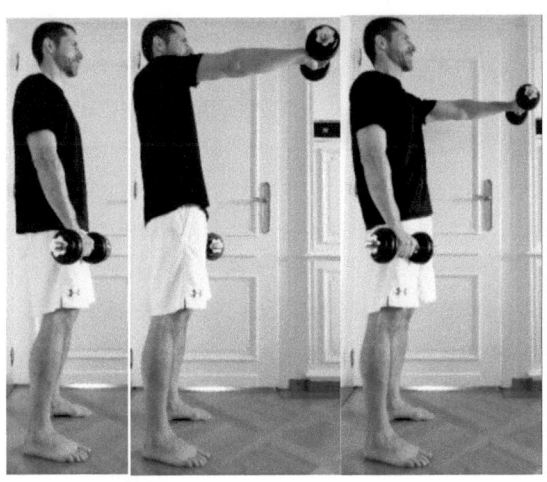

Conseils du coach :

- Pour la variante de base ne montez pas vos mains plus haut que la hauteur de vos épaules
- Maitrisez la redescente, ne laissez pas retomber vos bras et stoppez-les avant qu'ils soient totalement à la verticale
- Gardez les coudes légèrement fléchis durant le mouvement
- Ne baissez pas votre nuque, fixez un point devant vous et gardez la tête droite.
- Ne vous aidez pas en prenant de l'élan avec votre dos. Le mouvement doit être régulier et contrôlé.

Le tronc :

Cela va peut-être vous étonner, mais **il est particulièrement utile de renforcer cette partie du corps pour améliorer votre qualité de vie !** En effet, 10% des personnes dans le monde souffrent de douleurs dorsales. Certaines études montrent même que la quasi-totalité d'entre nous souffrira du dos à un moment de sa vie. J'en ai fait partie, je connais donc bien ce sujet ! J'ai eu une hernie discale à 18 ans qui m'a provoqué d'intenses douleurs pendant des années. Mais j'ai réussi à les faire disparaître grâce notamment aux exercices de renforcement, à la musculation et aux étirements. J'ai également rencontré au travail de nombreux collègues souffrant du dos à force d'être assis toute la journée. **Dans presque tous les cas le renforcement des muscles abdominaux/dorsaux les a soulagés.** Pour les cas où ça n'a pas marché, un déséquilibre ou une blessure nécessitant une visite chez le médecin s'étaient déjà installés. Il est donc essentiel d'anticiper et d'entrainer votre tronc préventivement. Les douleurs dorsales peuvent vraiment vous pourrir la vie, épargnez-vous ces contraintes !

Pour le tronc nous allons distinguer trois groupes musculaires :

1. **Les abdominaux**
2. **Les dorsaux/lombaires**
3. **Les obliques/latéraux**

Et nous allons commencer par le groupe qui intéresse la plupart d'entre vous...

Les abdominaux :

Avant de démarrer il faut être conscient que les abdos, et les exercices qui les musclent, sont divisés entre la partie supérieure, la partie inférieure et les obliques. **La partie supérieure** est sollicitée en général en soulevant le buste, **la partie inférieure** quant à elle est mise à contribution lorsqu'on soulève les jambes. **Les obliques** pour finir sont mobilisés lors des rotations du buste ou des hanches. Vous pensiez avoir des tablettes de chocolat parfaites en ne faisant que des crunchs (l'exercice le plus connu pour les abdos) ? Pas de chance, il va falloir travailler un petit peu plus... Vous allez trouver dans ce chapitre plusieurs exercices efficaces. Je vous recommande de visionner également les vidéos sur mes profiles Instagram et YouTube. Il y a de multiples façons d'entraîner vos abdos, cela vous donnera des idées pour varier les plaisirs !

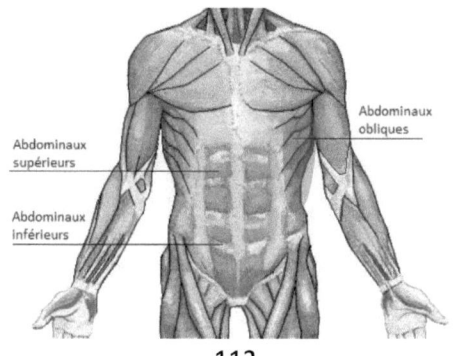

Abdos supérieurs :

Les crunchs :

On pourrait les appeler « abdos traditionnels » tellement ils sont connus ! Si vous regardez une publicité pour un appareil miracle permettant, soi-disant, de vous donner des abdos de body builder en 30 secondes par jour, vous verrez à coup sûr une vidéo de quelqu'un se faisant mal en faisant des crunchs. **Pourtant c'est un exercice vraiment efficace qui ne créera pas de blessures s'il est fait correctement.** Oubliez donc ce que vous avez vu au télé shopping et lisez la suite.

Position de départ :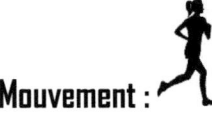

Couché sur le dos, les jambes fléchies à angle droit, les pieds posés par terre à plat et les mains posées sur la poitrine.

Mouvement :

Soulevez le haut du corps en contractant la partie supérieure de vos abdos. **Le mouvement consiste à « enrouler » votre ventre.** Revenez ensuite à la position de départ sans reposer ni les épaules, ni la tête par terre. Les muscles doivent rester en tension durant tout l'exercice.

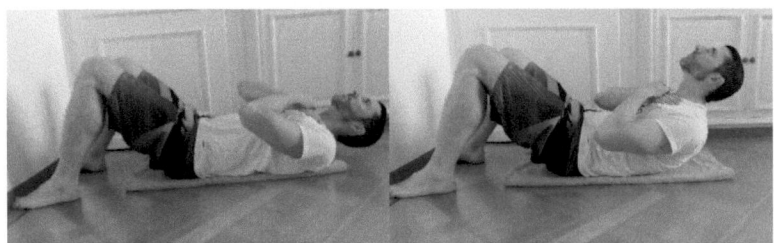

Alternatives :

Elles sont très nombreuses ! Voici mes préférées :

- **Variez la position des bras et des mains pour augmenter ou diminuer la difficulté :** C'est une question de mécanique : plus vous placez vos mains loin de vos fesses plus l'exercice sera difficile. Autrement dit si vous tendez les bras derrière votre tête, l'exercice sera plus dur.
- Pour augmenter la difficulté, vous pouvez également **plaquer un poids contre votre torse ou le garder au-dessus de votre tête** les bras tendus. Une bouteille d'eau est un bon début.
- **Posez vos mollets sur un support surélevé**, par exemple un lit ou un canapé. Vous solliciterez plutôt l'extrémité supérieure de vos abdos.

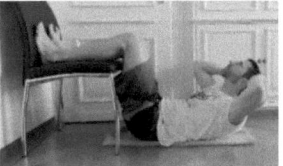

Conseils du coach :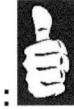

- Faites un mouvement de faible amplitude : contrairement à ce que l'on voit souvent il n'est pas nécessaire de ramener votre buste jusqu'aux genoux.
- Ne vous aidez pas des mains, des bras ou de la nuque pour prendre de l'élan. Gardez la nuque droite et fixez un point en l'air durant tout l'exercice.
- Si vous placez vos mains derrière la tête, ne tirez en aucun cas sur votre nuque. Vos mains doivent effleurer votre visage.

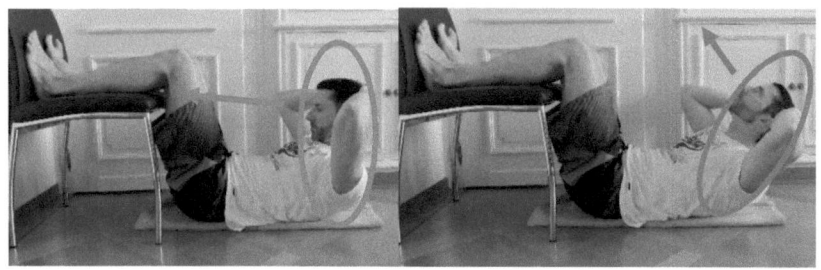

La première photo montre ce qu'il ne faut pas faire : tirer sur la nuque avec les mains et regarder ses genoux. Notez le regard fixé sur le plafond et la nuque droite sur la 2ème photo : voilà comme faire des crunchs sans se blesser !

Abdos inférieurs :

Les extensions des jambes :

Position de départ :

Couché sur le dos, jambes tendues, les mains sous les fesses.

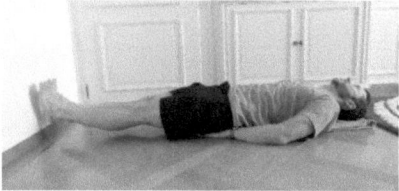

Mouvement :

Soulevez les deux jambes à la fois jusqu'à ce qu'elles soient presque à la verticale, puis redescendez-les à l'horizontale sans poser les pieds par terre.

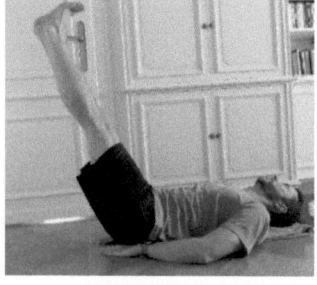

Alternatives :

- Au début si l'exercice est trop difficile, **fléchissez légèrement les jambes.**
- Levez **une jambe à la fois** en alternance. Mettez alors vos mains sous votre tête.

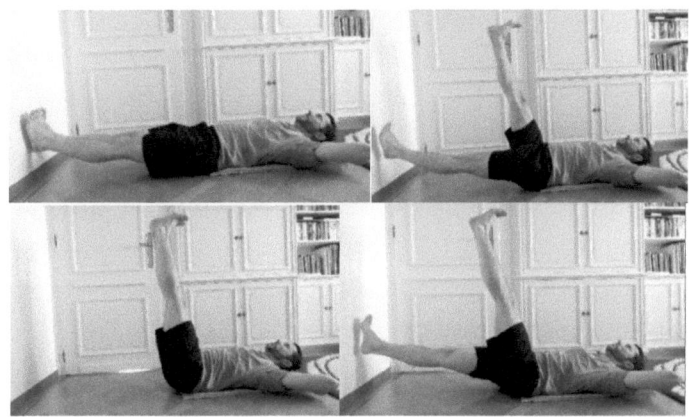

- Plutôt que de « simplement » lever les 2 jambes jointes, **faites des cercles**. Par exemple 10 dans un sens, puis 10 dans l'autre.
- Après un certain temps l'exercice deviendra trop facile. **Vous pouvez le rendre plus difficile en lestant vos jambes.** Certains commerces proposent des sangles lestées à attacher autour de la cheville. Une solution simple reste de **mettre des chaussures lourdes**. Personnellement j'utilise mes chaussures de ski, ça peut surprendre mais c'est efficace (pas besoin de les serrer) !

Conseils du coach :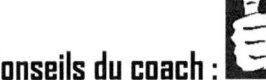

- L'exercice **ne doit pas générer de tensions ou douleurs dans le dos**. Si cela arrive changez de mouvement, si ça continue, arrêtez l'exercice et consultez un spécialiste.
- Comme toujours **maitrisez également la redescente** et ne laissez pas tomber vos jambes
- **Ne montez pas les jambes trop hautes** : si elles atteignent ou dépassent la verticale il n'y a plus d'effort, la tension musculaire s'arrête et l'exercice devient moins efficace.

LES COUPS DE GENOUX :

Cet exercice simple a le gros avantage de **pouvoir être fait à peu près n'importe où et n'importe quand**, que ce soit devant la tv, en marchant, en courant ou en montant des escaliers (voir quand vos amis vous énervent vraiment trop…).

Position de départ :

Debout, une jambe positionnée environ 30 centimètres en arrière, le poids légèrement sur la jambe avant.

Mouvement :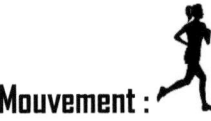

Lever le genou de la jambe arrière jusqu'à ce que votre cuisse touche presque votre poitrine, puis revenez à la position de départ. Faites 50 répétitions d'un côté puis changez de jambe.

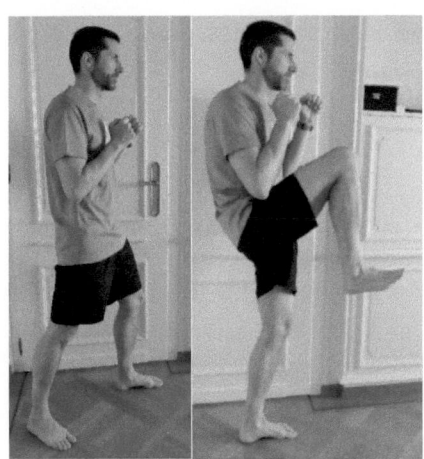

Alternatives :

- **En marchant ou en courant** : levez une jambe à chaque pas.
- **En montant les escaliers** : à chaque marche levez le genou comme si vous vouliez monter sur une marche géante.

Conseils du coach :

- C'est un entrainement dynamique, privilégiez les mouvements rapides et toniques
- Dans les escaliers faites attention à ce que personne n'arrive en face...

LE GRIMPEUR (CLIMBER en anglais) :

Position de départ :

Même position que pour faire des pompes : couché face au sol en appui sur les bras tendus.

Mouvement :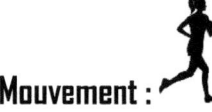

Montez votre genou gauche sous votre poitrine et posez votre pied à plat en dessous de vous. Ramenez ensuite votre pied gauche en position de départ tout en faisant venir votre pied droit sous votre poitrine. Continuez à alterner comme si vous vouliez escalader un mur.

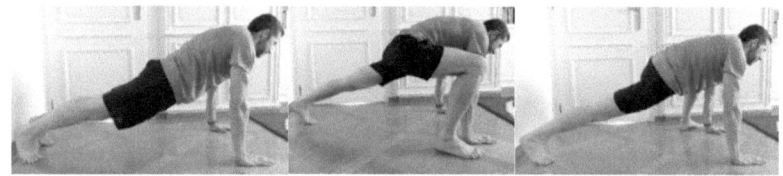

Ok ce n'est pas esthétique et on croirait qu'une jambe sort de mon ventre sur la 2ème photo… mais c'est efficace pour les abdos et le cardio !

Alternatives :

- Posez vos pieds ou vos mains sur **un support légèrement surélevé**. Idéalement trouvez un endroit en descente et alternez l'exercice « tête en haut » et « tête en bas ».

Conseils du coach :

- Gardez le dos et la nuque droits.
- Vous pouvez faire l'exercice en ne posant que la pointe du pied sous votre poitrine. Néanmoins **la variante avec le pied à plat**

oblige à monter le genou plus haut et donc à faire l'exercice de façon plus complète.

Les abdos obliques :

Ces muscles sont principalement utilisés lors de rotations du buste ou des hanches. Ils sont moins évidents à entrainer que les abdos « traditionnels ». D'autant plus que les rotations peuvent être mauvaises pour le dos, **il vaut donc mieux effectuer ces exercices avec peu de poids/résistance, commencer lentement et surtout arrêter en cas de douleur.**

Les **CROSSED CRUNCHS** ou **CRUNCHS OBLIQUES**

Vu le nom de l'exercice vous vous en doutez surement, le principe est proche des crunchs...

Position de départ :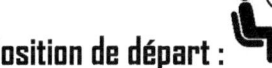

C'est la même : couché sur le dos, mains derrière la tête.

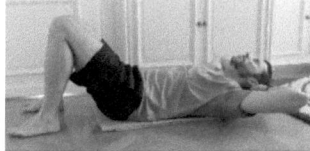

Mouvement :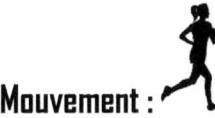

Il est par contre différent :

- Contractez vos abdos tout en faisant une rotation du buste pour **soulever l'épaule droite** du sol
- En même temps, **soulevez votre pied gauche** du sol et amenez votre genou gauche en direction de votre coude droite.
- Une fois que **votre genou touche votre coude**, revenez à la position de départ et enchaînez avec l'autre côté (le coude gauche vient toucher le genou droite).

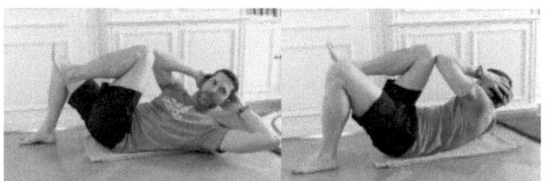

Alternatives :

- **Jambes tendues :** Le mouvement du buste est le même, par contre vous démarrez avec les jambes tendues parallèlement au sol. Vous ne posez donc les pieds à aucun moment de l'exercice.

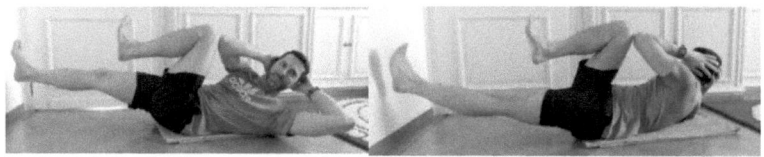

- **Avec des lestes :** Tenez un poids dans chacune de vos mains. Une bouteille d'eau peut très bien faire l'affaire.

Voici une vidéo présentant plusieurs variations de cet exercice :

https://www.instagram.com/p/BBKOjNOsDu6/?taken-by=lionele3d

Conseils du coach :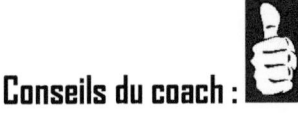

Le principe est assez simple. Mais comme pour tout exercice comportant une rotation, il faut faire attention à la faire correctement :

- **Ne vous aidez pas des mains, des bras ou de la nuque pour prendre de l'élan. Gardez la nuque droite.**

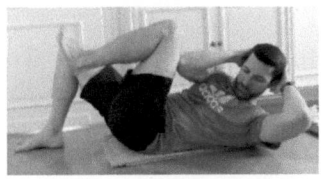

A ne pas faire : les mains tirent sur la nuque, le menton touche presque la poitrine, le regard est vers le sol.

- Concentrez-vous pour soulever votre buste et votre épaule en agissant sur vos abdos, le but n'est pas que ce soit votre coude qui « tire » le buste vers le genou.
- **Ne tirez en aucun cas sur votre nuque.** En fait vos mains doivent à peine effleurer votre tête.
- Commencez par faire l'exercice lentement pour bien comprendre le mouvement.

Muscler ses abdos c'est bien, que ce soit avant le ski ou avant d'aller bronzer à la plage. Mais pour éviter les déséquilibres, passons aux exercices pour le dos et commençons par…

Les dorsaux/lombaires :

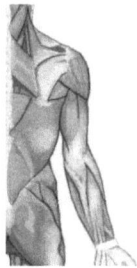

Cette zone peut paraître petite. Vous vous êtes d'ailleurs peut-être dit « est-ce que ça vaut vraiment la peine d'entraîner ce muscle ? ». C'est vrai que la partie lombaire est minime par rapport aux grands dorsaux. C'est pour cela que beaucoup de personnes la négligent. Pourtant muscler cette zone vous aidera à diminuer vos douleurs dorsales et à réduire le risque de vous blesser pendant un effort. C'est déjà une bonne raison non ? De plus, les exercices pour les abdos sont toujours très populaires pour avoir un ventre plat. Par contre les dorsaux sont souvent délaissés. **Cela crée alors des déséquilibres qui peuvent mener à des douleurs, voir à des blessures.**

Encore un argument (au cas où les précédents ne vous suffiraient pas !) : la pratique de certains sports comme la course ont tendance à « tasser » votre dos, ce qui n'est évidemment pas bon. Une bonne musculature lombaire aidera à limiter ce phénomène. Comme toujours, je vais vous expliquer comment renforcer vos muscles sans matériel. Mais il faut reconnaître qu'un banc pour les lombaires peut grandement vous aider. Je vous expliquerai donc comment l'utiliser correctement.

Mais commençons par :

Les **EXTENSIONS DU BUSTE** et les **EXTENSIONS DE JAMBES INVERSÉES**

Position de départ :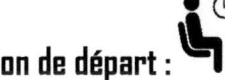

Couché sur le sol face contre terre, jambes tendues, bras légèrement fléchis et paumes des mains légèrement surélevées près de votre tête.

Mouvement :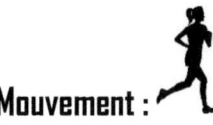

Pour le haut du dos :

- Soulevez légèrement le haut du corps de façon à décoller votre tête, vos épaules, votre buste et vos bras du sol.
- Redescendez ensuite, mais arrêtez-vous avant que votre tête et/ou vos mains touchent le sol : La tension musculaire doit être présente durant tout l'exercice

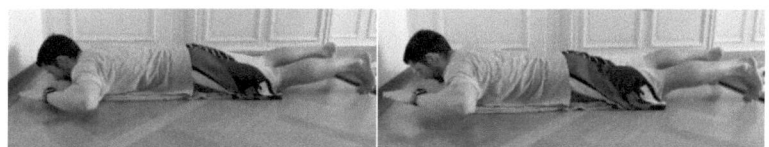

C'est un mouvement de faible amplitude, faites-le lentement avec une pause de 2 secondes en position haute.

Pour le bas du dos (région lombaire) :

- Soulevez les deux jambes ensembles de façon à ne plus toucher le sol avec vos cuisses, puis redescendez sans que vos pieds touchent le sol.

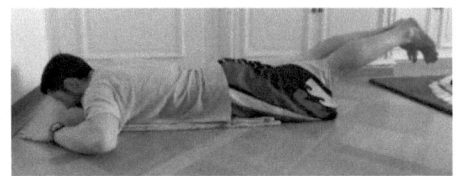

Alternatives :

- Soulevez à la fois le haut du dos et les jambes, mais faites attention à ne pas trop cambrer votre dos.
- **Pour le haut du dos :** Tendez les bras devant vous pour augmenter la difficulté ou tenez des lests
- **Pour le bas du dos :**
    - Mettez des chaussures relativement lourdes pour augmenter la difficulté (oui vos chaussures de ski ou snowboard sont une bonne solution).
    - Pour varier l'exercice vous pouvez également lever et redescendre vos jambes l'une après l'autre.
- **Un banc pour les lombaires peut être un bon allié.** En particulier si vous voulez muscler votre dos de manière intensive. Il permet de faire un mouvement de plus grande amplitude et d'utiliser des lestes plus facilement. Mais ne cambrez pas le dos !

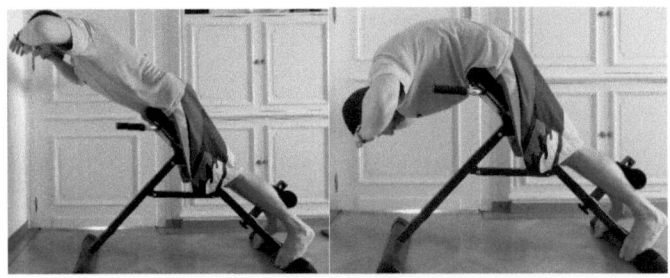

Conseils du coach :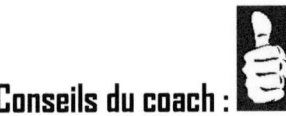

- Gardez la nuque droite, regardez le sol durant tout l'exercice.
- Vos pieds/mains ne doivent pas décoller de plus de 10-15cm, le mouvement se fait sur une faible amplitude.
- Si vous sentez des douleurs ou une gêne au niveau du dos, essayez de réduire l'amplitude du mouvement. Si les douleurs persistent arrêtez l'exercice.
- Faites l'exercice lentement pour éviter de trop cambrer le dos. Vous pouvez le faire en mode statique : montez le buste, gardez la position quelques secondes et redescendez.

Les jambes :

Les jambes nous servent à marcher, courir, aller au travail… ou tout simplement à rester debout. Elles sont également très sollicitées dans de nombreux sports : jogging, natation, ski, snowboard, sports de combat, etc… la liste est longue ! Je n'ai donc pas besoin de vous faire un dessin : il est indispensable d'avoir des jambes en forme. Par contre l'approche ne va pas être tout à fait la même pour les hommes et les femmes. Un peu comme pour les bras, les hommes vont plutôt chercher à avoir des muscles importants et très visibles alors que les femmes vont en général chercher à avoir des muscles fins et à renforcer leurs fessiers.

Ne vous inquiétez pas, je vais vous expliquer comment obtenir tout ça rapidement. Mais avant de démarrer, regardons quels sont les muscles principaux composant nos jambes. Il y en a quatre :

- ***Le quadriceps :***
- ***L'ischio-jambier (arrière cuisse)***
- ***Le fessier***
- ***Le mollet***

Commençons par nous intéresser au premier :

Le quadriceps

Pour la petite histoire, le quadriceps est lui-même composé de plusieurs muscles :

- Le droit fémoral
- Le vaste latéral
- Le vaste médial

Ces 3 muscles ont des points de départ différents mais se rejoignent tous au niveau de la rotule. Ils servent principalement à l'extension de la jambe sur la cuisse, mais également à la flexion de la cuisse sur le bassin.

Restons-en là pour la théorie et passons à la pratique. Mais si vous tenez à en savoir plus :

https://fr.wikipedia.org/wiki/Muscle_quadriceps_f%C3%A9moral

LES SQUATS

L'exercice de renforcement du quadriceps et de préparation au ski par excellence ! Très simple en théorie, les variations sont multiples. En écartant les pieds, les squats peuvent par exemple se transformer en excellent exercice pour les fessiers.

Position de départ :

Debout, jambes écartées de la largeur des épaules.

Mouvement :

- Fléchissez les jambes de façon à descendre à la verticale en position accroupie.
- Remontez ensuite jusqu'à avoir les jambes presque tendues et en gardant les talons au sol.

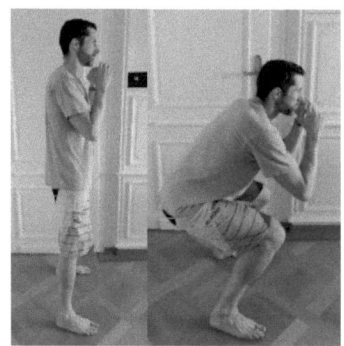

Alternatives :

- **Porter des poids** pour augmenter la difficulté. Ex : tenir un altère contre votre poitrine, porter un sac sur le dos rempli de bouteilles d'eau ou porter une barre de poids sur les épaules.
- **Varier l'écartement des pieds :** En augmentant l'écartement vous allez entrainer l'intérieur de vos cuisses et vos fessiers, en gardant un écartement égal à la largeur des épaules vous allez focaliser l'effort sur le quadriceps.
- **Combiner avec d'autres exercices :** Personnellement j'aime beaucoup combiner avec des mouvements de kickboxing (coups de poing et pieds) pour augmenter la difficulté, les muscles sollicités, le côté cardio… et l'intérêt ! Un petit exemple en vidéo :

https://www.instagram.com/p/BAaYd2VsDhG/?taken-by=lionele3d

Conseils du coach :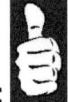

- Echauffez bien vos genoux avant de commencer.
- Gardez le dos et la nuque alignés.

- **Si vous avez déjà des problèmes de genoux, cet exercice n'est pas fait pour vous.** Il ne ferait qu'aggraver la situation.
- **Descendez aussi bas que possible.** Si vous n'y arrivez pas au début, allez-y progressivement en essayant de descendre un peu plus bas à chaque session.

LES SQUATS SUR UNE JAMBE

Le principe est le même sauf que vous devez garder une jambe en l'air (simplement fléchie ou tendue devant vous, on parle alors de « pistol squats »). Pourtant ce n'est pas qu'une simple alternative :

Le squat sur une seule jambe a l'avantage d'entrainer également les muscles proprioceptifs. Vous vous demandez peut-être ce qui se cache derrière ce nom barbare ? En fait ce sont les muscles qui se contractent « automatiquement », sans que vous y pensiez, essentiellement pour assurer l'équilibre. Dans le cas des squats sur une jambe, ce sont les muscles proprioceptifs du genou qui sont sollicités.

Renforcer ces muscles va également renforcer votre genou et donc réduire le risque de blessure. Intéressant non ?

Position de départ :

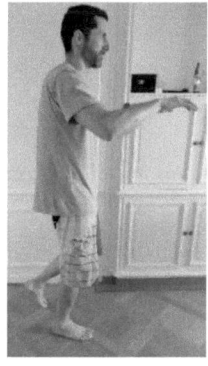

Debout, un pied en l'air, les bras légèrement écartés devant vous pour aider à maintenir l'équilibre.

Mouvement :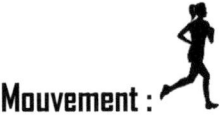

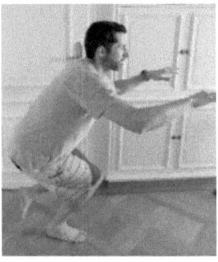

Le mouvement est le même que pour le squat normal : on descend… et on remonte. Essayez de garder le haut du corps détendu et de ne pas vous crisper.

Alternatives :

- Pistol squats : tendez la jambe devant vous
- Donnez un coup de pied frontal avec la jambe libre quand vous remontez. Attention à l'équilibre !
- Si vous trouvez que la difficulté n'est pas suffisante, vous pouvez toujours porter des lestes

Conseils du coach :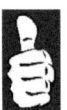

Oui c'est difficile au début, mais vous allez y arriver ! **Le tout étant de démarrer en douceur :**

- **Echauffez-vous bien** les jambes
- **Gardez un support à portée de main** pour éviter toute chute
- **Commencez par faire de petites flexions.** Visez au moins 10 répétitions sur chaque jambe. Dès que vous y arrivez, descendez plus bas. Le but étant d'arriver progressivement aussi bas qu'avec les squats normaux.
- **Regardez droit devant vous pendant l'exercice** et faites attention à ne pas tourner les hanches.
- **Gardez le dos et la nuque alignés.**

- En cas de douleur légère au genou, essayez de descendre moins bas. **Si les douleurs persistent ou si vous avez des problèmes de genoux, arrêtez l'exercice.**

La chaise

Encore un grand classique qui va mettre vos muscles et votre mental à l'épreuve. Le principe est particulièrement simple, mais cet exercice peut se transformer en véritable séance de torture… pour votre bien évidemment !

Position de départ :

Mettez-vous dos à un mur avec les pieds distants d'environ 30cm du mur et fléchissez les jambes **jusqu'à ce que vos genoux soient à angle droit**… et attendez ! L'icône de la position de départ résume bien l'exercice, sauf qu'il faut enlever le siège.

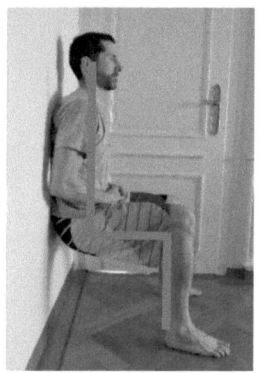

Mouvement :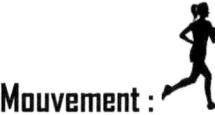

Il n'y en a pas, c'est un exercice statique et **mental**, il va falloir tenir la position le plus longtemps possible, même quand vos muscles vont commencer à brûler.

Alternatives :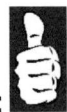

- Vous pouvez faire cet exercice quasiment n'importe quand et n'importe où. Par exemple dans une salle de réunion vide.
- Pour augmenter la difficulté vous pouvez prendre un sac à dos avec des poids. Mais portez-le avec les poids devant vous.

Conseils du coach :

- Chronométrez l'exercice et essayez de tenir toujours plus longtemps
- Gardez vos bras détendus, ne vous appuyez pas sur vos cuisses, cela rendrait l'exercice plus facile
- Gardez le dos droit et collé au mur
- Continuez à respirer et essayez de penser à quelque chose d'agréable, ça passera plus vite !

Les fessiers et ischio jambiers :

Il est assez difficile d'entraîner un de ces muscles sans mobiliser l'autre. Nous allons donc regarder comment les entraîner simultanément.

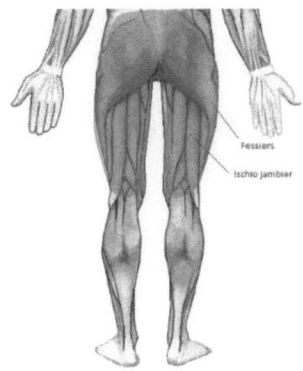

Les ischios et fessiers sont **souvent sous-estimés et sous-entraînés au profit des quadriceps.** J'en ai moi-même fait l'amère expérience il y a quelques années : J'adore le ski, le fait de glisser sur la neige, au soleil est toujours un immense plaisir. Parcourir les montagnes blanches sans bruit, sans moteur et sans contrainte m'a toujours fasciné ! Mais pour pouvoir skier longtemps il faut une bonne condition physique. Je faisais donc beaucoup d'exercices pour les quadriceps avant et pendant l'hiver pour être au top dès la première descente. Mais avec le temps mes genoux ont commencé à me faire mal. Au départ c'était très passager et supportable, je me disais que ça devait être l'âge et que ce n'était pas si embêtant. Mais avec le temps c'est devenu fréquent et gênant au point de ne plus pouvoir skier normalement.

Après avoir consulté médecins et physiothérapeutes sans succès, je suis allé voir un spécialiste de la médecine du sport qui m'a dit en quelques minutes que mes douleurs de genou venaient d'un déséquilibre musculaire entre mes quadriceps et mes ischios/fessiers.

Et en quelques semaines de renforcement mes douleurs ont quasi totalement disparu, comme par miracle ! Je ne suis pas en train de vous dire que muscler vos ischios va faire disparaître toutes vos douleurs de genoux, mais ne pas le faire peut en créer ! Tout ceci pour vous inciter à ne pas négliger ces muscles. Et je m'adresse là surtout aux hommes : les femmes en général portent beaucoup d'importance aux fessiers et ont moins ce problème.

Passons maintenant à la pratique :

Les fentes :

Aussi appelées génuflexions à une époque (au cas où vous aimeriez montrer votre culture en société ou à la salle de sport...), elles sont particulièrement intéressantes car elles permettent de muscler les ischios, les fessiers... et les quadriceps dans une certaine mesure ! Le mouvement est assez simple mais il faut le faire correctement.

Position de départ :

Debout, pieds écartés de la largeur de vos épaules.

Mouvement :

Faites un grand pas en avant et fléchissez la jambe jusqu'à ce que votre genou forme un angle droit. Le genou de votre jambe arrière doit presque toucher le sol. Ensuite revenez à la position de départ et faites le même mouvement avec l'autre jambe.

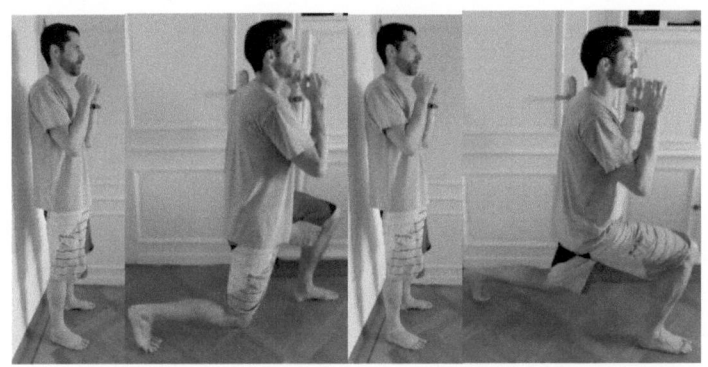

Variantes :

Pour augmenter la difficulté vous avez plusieurs solutions :

- **Porter des poids.** Ex : tenir un altère contre votre poitrine ou porter un sac sur le dos rempli de bouteilles d'eau.
- **Combiner avec d'autres exercices.** C'est à nouveau l'opportunité de combiner avec des mouvements de kickboxing/karaté pour augmenter la difficulté, les muscles sollicités, le côté cardio… et l'intérêt ! Un autre exemple hivernal en vidéo (où je dois reconnaître que je n'avance pas assez mes pieds) :

https://www.instagram.com/p/BAsJejeMDiK/?taken-by=lionele3d

Conseils du coach :

- Gardez votre dos bien droit et ne vous penchez pas en avant, c'est une erreur classique !

Vous pouvez viser des séries de 50. Une fois que vous y arrivez, vous pouvez augmenter la difficulté pour que cela reste efficace.

Les coups de talon :

Position de départ :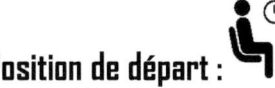

A quatre pattes par terre.

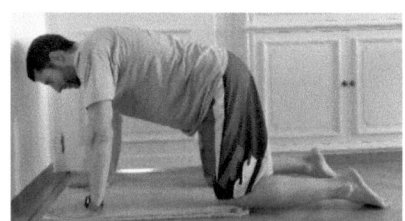

Mouvement :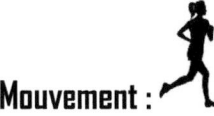

Ramenez le genou gauche vers votre poitrine, **puis tendez la jambe gauche comme si vous vouliez donner un coup de talon derrière vous.** Reposez ensuite la jambe gauche et passez à la jambe droite.

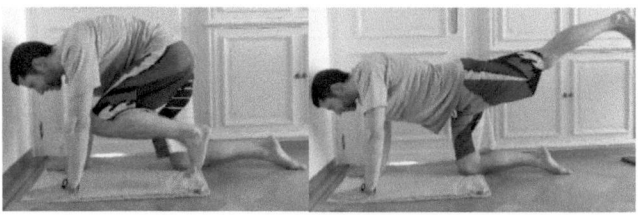

Alternatives :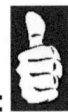

- Tendez le bras opposé en même temps que la jambe
- **Lestez vos pieds pour augmenter la difficulté.** Si vous avez de grosses chaussures c'est un bon début. Sinon utilisez les bandes lestées, achetées pour les extensions des jambes.
- **Faites varier l'angle de votre corps :** Penchez-vous en avant (en fléchissant les bras) pour donner des coups de talon vers le haut et donc augmenter la difficulté.

Conseils du coach :

- **Ne tendez pas totalement la jambe** pour éviter les traumatismes au niveau des genoux.
- **Gardez le dos et la nuque droits**

LES EXTENSIONS DES HANCHES (HIP RAISE) :

Cet exercice est souvent pratiqué par les femmes. Mais les hommes auraient tort de ne pas le faire : il est excellent si vous voulez avoir des fesses rebondies et toniques. Donc à utiliser avant la saison de ski et avant les vacances à la plage !

Position de départ :

Couché sur le sol avec les jambes fléchies et les pieds posés par terre devant vos fesses. Les bras sont posés au sol, tendus le long du corps.

Mouvement :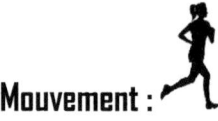

Levez les hanches de façon à décoller les fesses du sol et à avoir les cuisses alignées avec le haut du corps. Puis redescendez les hanches sans toucher le sol.

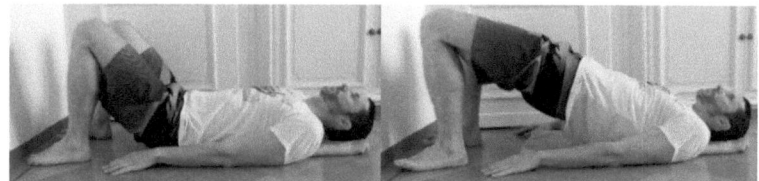

Alternatives :

Vous pouvez facilement pimenter l'exercice :

- **En surélevant vos pieds :** par exemple en les posant sur un canapé. Plus vous mettez vos pieds hauts, plus l'exercice sera difficile… et plus vos fesses seront musclées !

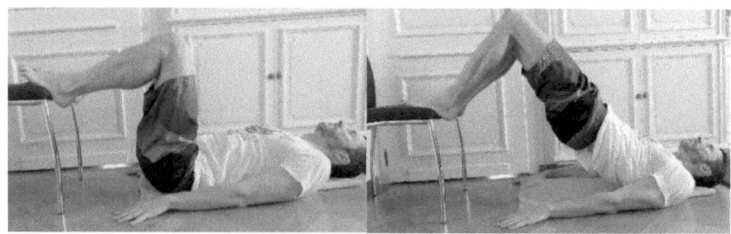

- **En gardant un seul pied par terre,** l'autre jambe étant tendue au-dessus du sol.
- En combinant surélévation et un seul pied

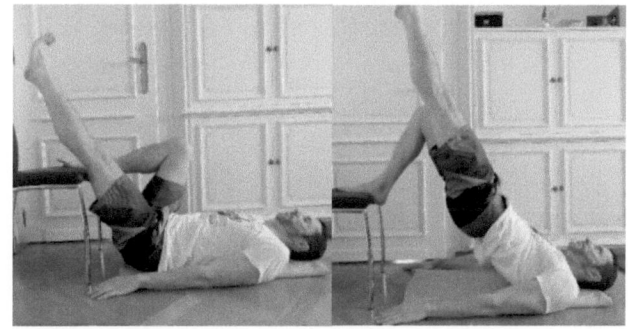

- **En portant un poids au-dessus de votre ventre** ou en lestant vos jambes

Conseils du coach :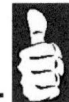

- Lorsque vous levez vos hanches, pour savoir quand vous arrêter, imaginez qu'on devrait pouvoir poser une planche sur votre ventre et vos cuisses : ils doivent être alignés. Si ce n'est pas le cas vous n'allez pas en mourir, mais l'exercice sera nettement moins efficace. **Faites particulièrement attention quand vous faites les variantes plus difficiles.**

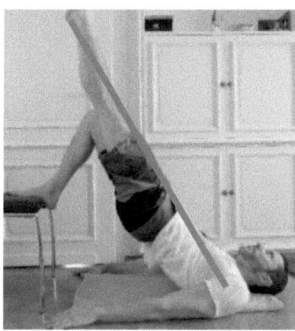

Admirez cet alignement ! N'hésitez pas à vous filmer ou à demander à ce qu'on vous prenne en photo : il arrive qu'on pense aller assez loin alors que ce n'est pas le cas...

- **Gardez la tête posée au sol durant tout l'exercice** avec le regard fixé sur un point à la verticale.
- Si vous avez un animal de compagnie un peu envahissant, curieux ou farceur, gardez-le à distance...

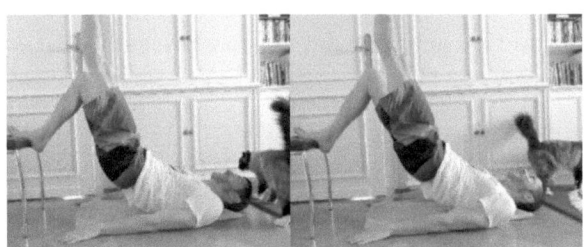

LES EXTENSIONS LATÉRALES DES JAMBES :

Assez connu, cet exercice peut varier de différentes manières permettant de muscler l'intégralité des fessiers.

Position de départ :

Couché sur le sol de côté, la jambe touchant le sol est légèrement fléchie (n'en profitez pas pour faire une sieste !).

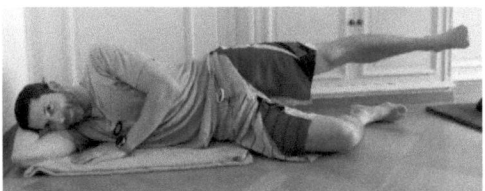

Mouvement :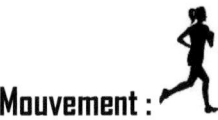

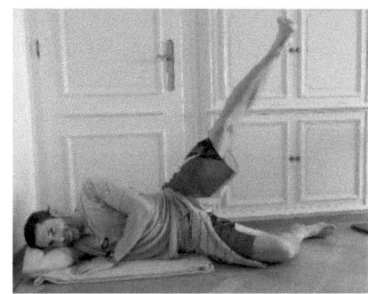

Levez la jambe supérieure (donc celle ne touchant pas le sol) à la verticale dans l'axe du corps, puis redescendez sans poser la jambe.

Alternatives :

- **Variez l'angle :** Par exemple en levant la jambe légèrement devant/derrière vous, elle ne sera alors plus dans l'axe de votre corps.
- **Lestez votre jambe ou utilisez un élastique :** L'exercice devient rapidement assez simple, ce sont donc deux bons moyens de faire évoluer la difficulté.
- **Les extensions latérales inversées :** Elles permettent de muscler l'intérieur de la jambe, ce que peu de de monde fait. Je vous les recommande donc chaudement ! Par contre cela nécessite un peu de matériel : un lit et une chaise.
    - Couchez-vous de côté sur le lit de façon à ce que vos hanches soient dans le vide
    - Posez la jambe supérieure sur une chaise
    - Remontez la jambe inférieure à l'horizontale

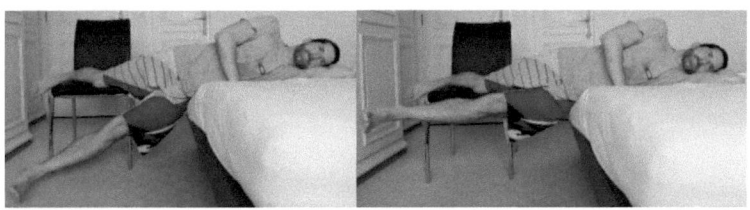

- **A quatre pattes :** Cette variante se focalise sur les fessiers. Levez simplement le genou et le pied de côté en faisant un quart de tour. Pensez à garder le dos plat.

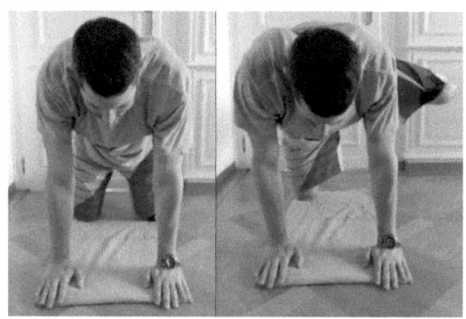

Conseils du coach :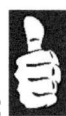

- Pour la variante couchée : Posez votre tête sur un coussin ou au moins votre bras, ne crispez pas votre nuque.
- Gardez le dos bien droit.

Les mollets :

Pour avoir des jambes harmonieuses il est important qu'elles soient musclées de façon uniforme. On néglige souvent (à tort) les mollets, pourtant c'est la partie la plus visible de la jambe : **En été, que vous mettiez un short ou une jupe pour aller vous promener dans la rue, ce sont vos mollets que l'on verra !** C'est particulièrement important pour les femmes, car un mollet musclé (sans excès) contribuera à une jambe à l'allure élancée. Pour les hommes c'est aussi une zone à ne pas négliger pour éviter un déséquilibre peu esthétique entre la musculature du haut et du bas du corps. J'espère donc vous avoir convaincu qu'il ne faut pas parcourir ce chapitre en diagonale !

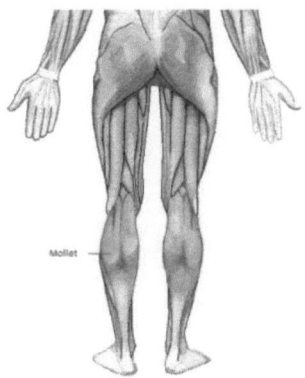

EXTENSION DU MOLLET

Un exercice simple, efficace et facile à faire varier.

Position de départ :

Debout en équilibre l'avant des pieds posé sur un rebord (~10-20cm au-dessus du sol, un gros livre peut faire l'affaire), avec un appui à portée de main sur lequel vous tenir.

Mouvement :

Laissez descendre vos talons en dessous du niveau du rebord, tout en restant en équilibre. Remontez ensuite jusqu'à être sur la pointe des pieds. Revenez finalement à la position de départ.

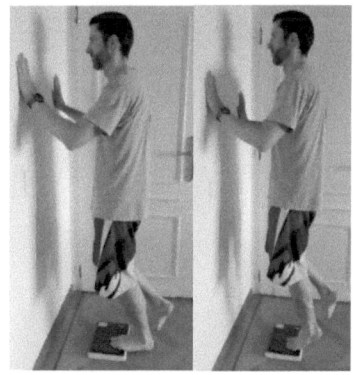

Alternatives :

L'exercice de base est assez simple et vous ne devriez pas avoir de peine à le faire. Intéressons-nous donc à comment **augmenter la difficulté** :

- **Faire l'exercice sur un pied,** c'est d'ailleurs la variante que je montre sur les photos.
- **Lester votre corps,** par exemple en portant un sac rempli de bouteilles d'eau
- **Le CHAMEAU :** la position du dos est différente pour entrainer la partie inférieure du muscle. **Penchez votre buste à 90° et appuyez vos bras contre un support** (mur, étagère, etc…).

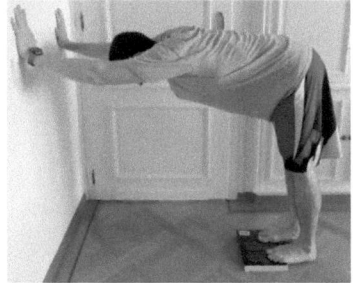

Conseils du coach :

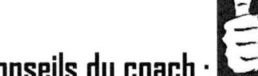

Le principe est facile à assimiler. Faites quand même attention à ne pas tomber. D'où l'intérêt d'avoir un support à portée de main.

Les étirements

Cela doit devenir un réflexe : chaque session doit commencer par l'échauffement et se terminer par **les étirements.**

Pourquoi les étirements ? **Car ils réduisent les risques de blessures, améliorent la souplesse et aident à récupérer plus rapidement.** Une petite anecdote aidera surement à vous convaincre. Lorsque j'avais 18 ans je pratiquais beaucoup de sports (j'étais étudiant, j'avais du temps) : Arts martiaux, musculation, beach volleyball, ski, kitesurf... J'étais jeune, en super forme et je pensais que rien ne pouvait m'arriver. Jusqu'au jour où j'ai commencé à avoir de violentes douleurs dans le bas du dos et la jambe gauche, au point de ne plus pouvoir la lever. Du jour au lendemain je suis passé du stade de « jeune sportif en forme » à « vieillard devant se lever doucement car son dos lui fait mal ».

Après quelques examens médicaux le diagnostic est tombé : j'avais une hernie discale au niveau des lombaires. Le constat du médecin sur mes chances de refaire du sport ou même avoir une vie normale était assez alarmant... et déprimant ! En gros j'allais devoir tout arrêter au moins une année et faire très attention : en cas de dégradation je devais le contacter immédiatement pour me faire opérer d'urgence. Ce n'était pas exactement ce que j'espérais entendre à 18 ans...

Il n'y avait pas de solution miracle pour guérir. Une opération aurait été possible mais une guérison naturelle (et seulement partielle, la hernie ne disparaîtrait jamais) semblait plus indiquée. Du coup le traitement était assez simple : Tout d'abord rester couché une semaine. Ensuite séances de physio deux fois par semaine et anti inflammatoires trois fois par jour. Et c'est là que la chance a recommencé à me sourire : J'ai rencontré un physio incroyable qui a su d'une part m'aider à améliorer la situation, et d'autre part m'a apporté une vision plus optimiste sur mon avenir. **Le traitement qu'il a mis en place pour me soulager se basait sur trois composants :**

- Les massages et électro stimulation pour réduire l'inflammation (oui oui je parle bien d'électrodes avec du courant électrique ! Ça a un côté « séance de torture » mais c'est vraiment efficace).
- La musculation pour renforcer mon dos et mes abdos et donc soulager ma colonne vertébrale.
- **Un programme d'étirements à effectuer chaque jour.**

Le but n'était pas de me guérir complètement car ce n'est pas possible, mais plutôt de soulager mes douleurs et de me donner l'espoir de reprendre des activités normales. L'évolution a été longue et lente, mais au final j'ai pu retrouver une vie normale en faisant un minimum attention.

Pour en revenir aux étirements : est-ce qu'ils auraient pu m'éviter cette blessure ? Peut-être, j'en faisais peu à l'époque. **Est-ce que les étirements m'ont aidé à réduire la douleur, à relever ma jambe et à retrouver une vie normale ? C'est certain !** Cela ne s'est pas fait en un jour, ça a demandé du temps, de la rigueur et des efforts. Mais j'ai pu petit à petit réduire les douleurs et reprendre le sport, d'abord en douceur, puis de façon plus intensive.

En conclusion les étirements peuvent vraiment vous aider en cas de douleurs et blessures, mais c'est encore mieux si vous commencez à les faire avant que les problèmes ne se présentent !

Comment et quand effectuer ses étirements ?

Lors de mes entraînements de karaté ou de kickboxing, je voyais régulièrement des personnes s'étirer de manière très agressive et douloureuse en espérant progresser plus vite. Notamment pour atteindre le fameux grand écart ! C'est aussi une scène typique des films d'arts martiaux : le héro s'entraîne sous les ordres d'un vieux maître pour son combat contre le méchant, le tout avec une musique entraînante et une jeune fille qui l'admire et l'encourage. Vous voyez de quoi je veux parler ? Si ce n'est pas le cas, regardez Bloodsport avec Jean-Claude Van Damme. Vous le verrez hurler de douleur pendant que Shidoshi Tanaka l'écartèle littéralement à l'aide de poulies et de cordes. Dans les films ça fonctionne bien et le héro finit par battre le méchant après quelques jours d'entrainement, tout en arrivant à ses fins avec la jeunes fille en l'impressionnant avec un grand écart magistral.

Dans la vraie vie c'est différent, ressentir une douleur durant un étirement n'est pas utile. Il faut que ça tire, mais sans plus. J'ai encore le souvenir de mon entraineur de kickboxing qui venait appuyer de tout son poids sur mes épaules pendant que j'essayais justement d'atteindre le grand écart. Mes hanches s'en souviennent aussi d'ailleurs ! Au final ça donnait un côté « combattant qui est prêt à souffrir pour gagner », mais ça ne servait à rien. Etirez-vous souvent mais sans forcer, vous progresserez plus vite.

En fait le principe est proche de l'échauffement : il faut étirer au minimum les parties de votre corps que vous allez/avez mobilisées. Mais un étirement global reste préférable. Concernant le bon moment pour le faire, vous avez trois options :

- **Pendant l'échauffement :** C'est la meilleure option si votre entraînement doit démarrer très fort ou s'il implique une grande souplesse
- **Entre les exercices physiques :** C'est la meilleure option si votre entraînement ne nécessite pas de souplesse et si vous faites des pauses relativement longues entre vos séries
- **Pour terminer votre session :** C'est la meilleure option si votre entraînement ne nécessite pas de souplesse et s'il comporte très peu de pauses (ex : entraînement cardio)

Pour les exercices : Commencez par le haut (la nuque) et descendez progressivement jusqu'aux chevilles. **Tenez la position pendant au moins 30 secondes en tirant progressivement sans que cela déclenche de douleur.** Si cela devient douloureux, relâchez la tension et si ça ne suffit pas, arrêtez.

Les points essentiels à retenir pour les exercices :
- Commencez chaque session par un **échauffement** et terminez-la par des **étirements**. Cela prend peu de temps, aide votre corps à récupérer et réduit fortement le risque de blessure.
- **Variez les exercices** pour éviter la lassitude et avoir une musculature harmonieuse.
- Entrainez toujours **les muscles antagonistes** pour éviter les déséquilibres musculaires amenant douleurs et blessures.
- **Augmentez la difficulté** des exercices s'ils deviennent trop faciles ou si vous ne progressez plus.
- **Variez la vitesse d'exécution :** Effectuer les exercices lentement peut être un moyen d'augmenter la difficulté.
- En cas de douleur, n'insistez pas et arrêtez l'exercice. **Si les douleurs persistent, consultez un médecin**

Les programmes

Maintenant que nous avons vu comment muscler les différentes parties de notre corps, il est temps de regarder comment combiner ces exercices de façon optimale pour obtenir un maximum de résultats en un minimum de temps. Vous allez découvrir dans ce chapitre plusieurs exemples d'Express trainings (ExTrain) ainsi que les conseils vous permettant de les personnaliser selon vos besoins.

L'ExTrain est une combinaison d'exercices ne prenant que 20 à 30 minutes mais permettant d'obtenir des résultats impressionnants ! Je l'ai créé spécialement pour les personnes très occupées qui n'ont que peu de temps à consacrer à leur corps. Oui vous avez bien lu, 20 minutes peuvent suffire pour faire des progrès et perdre du poids. Mais à plusieurs conditions :

1. **S'entraîner régulièrement :** Je ne suis pas en train d'essayer de vous vendre un régime minceur soi-disant miracle ! Donc autant être clair : Une session de 20 minutes par mois ne va pas être assez pour transformer votre corps.
   Par contre les sessions étant courtes, vous pourrez facilement les insérer dans votre emploi du temps chargé.
2. **Faire les exercices les plus efficaces :** Pour obtenir des résultats il faut faire les bons exercices de la bonne manière. Ça peut paraître simple mais beaucoup de monde fait le contraire.
3. **Avoir un programme sur la semaine et le faire varier :** En 20 minutes le nombre d'exercices possibles est limité. Il faut donc les enchaîner vite et savoir à l'avance quel exercice sera fait à quel moment. Le but est de couvrir l'ensemble du corps **sur la semaine**, mais pas forcément à chaque session !

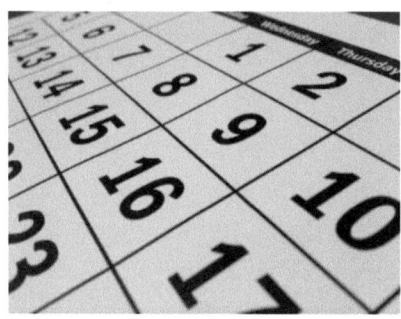

L'efficacité de l'ExTrain vient également des facteurs suivants :

- **Il prend peu de temps** et peut donc être fait dès que vous avez 20 minutes
- **Il ne nécessite pas forcément de matériel,** donc pas besoin de vous déplacer au fitness
- **Il peut être fait aussi bien à la maison qu'en voyage à l'hôtel**, vous pouvez même le pratiquer devant la tv ! Vous ne trouverez plus d'excuses pour ne pas vous entrainer
- **Il est facilement adaptable** à votre niveau et vos objectifs

Les différents types d'Express Trainings :

Vos besoins et objectifs vont évoluer en fonction de votre corps et de vos progrès. Vous pourriez par exemple démarrer avec un programme global pour améliorer votre forme générale. Mais une fois cet objectif atteint, vous aurez probablement envie de développer spécifiquement un groupe musculaire, c'est le cas de la plupart des gens que j'ai rencontrés et conseillés. Cela peut aussi bien être un groupe musculaire comme le haut ou le bas du corps, qu'un muscle en particulier, tel les biceps, les abdos ou les pectoraux. **Pour que votre ExTrain reste efficace il faudra donc qu'il évolue avec vous !**

Voici les quatre types principaux qui vous permettront de démarrer quels que soient vos besoins et votre niveau :

- *L'ExTrain Full Body :* Il **couvre la totalité du corps,** idéal pour commencer ou avoir une excellente condition physique globale.
- *L'ExTrain half body/upper body :* **Il couvre la partie supérieure du corps** et représente la meilleure solution pour celles et ceux voulant se focaliser sur leurs bras/épaules/pectoraux
- *L'express training half body/lower body :* il **couvre logiquement la partie inférieure du corps** et s'adresse aux personnes cherchant à avoir des jambes en béton. Les skieurs, snowboardeurs et surfers le trouveront particulièrement utile.
- *L'express training focused :* il **se focalise sur un muscle précis ou un groupe musculaire restreint.** Il est donc efficace si vous cherchez à renforcer une zone particulière de votre corps. Les amateurs de « plaques de chocolat » (les abdos, pas les vraies) l'adopteront rapidement.

Mais comment choisir par où commencer ? La réponse dépend essentiellement de vos objectifs et du nombre de sessions par semaine que vous pouvez faire. Il y a trois catégories d'objectifs :

1. *Perte de poids :*
   Le sport est pour vous un moyen de perdre de la graisse plus efficacement et plus rapidement. Prendre du muscle ne vous intéresse pas outre mesure, à part si cela peut servir à affiner votre corps. Beaucoup de femmes se trouvent dans cette catégorie, certaines sont même effrayées à l'idée de prendre du muscle car elles pensent que cela pourrait les rendre trop masculines. Les personnes pratiquant les sports « cardio » comme la course ou le vélo se trouvent en général dans cette catégorie.
   Vos modèles :
   a. Pour les femmes : Keira Knightley, Angelina Jolie
   b. Pour les hommes : Robert Pattinson, Jared Leto

2. *Prise de muscle globale :*
   Vous voulez être mince et avoir un corps tonique et sportif. Avoir de gros muscles volumineux ne vous intéresse pas plus que cela. On pourrait résumer cette catégorie au surfeur/à la surfeuse typique : mince et musclé, mais tout en finesse.
   Beaucoup d'hommes se retrouvent dans cette catégorie, mais également de plus en plus de femmes. La maigreur à tout prix est petit à petit remplacée par le physique « fitspo ». Autrement dit : **mince et en forme.**
   Vos modèles :
   a. Pour les femmes : Cameron Diaz, les top modèles de Victoria's secret

b. Pour les hommes : Kelly Slater, Brad Pitt

3. ***Prise de muscle intensive :***
Vous aimeriez avoir des muscles volumineux et voyants. Cela implique également d'être mince sinon ils seront recouverts par la graisse et le résultat ne sera pas bon. Assez peu de femmes se retrouvent dans cette catégorie car des muscles importants ont parfois une connotation négative. Par contre nombreux sont les hommes qui veulent des bras imposants ou des pectoraux volumineux.
Vos modèles :
a. Pour les femmes : Madonna, Serena Williams
b. Pour les hommes : Hugh Jackman, Chris Hemsworth

Vous ne savez pas vraiment dans quelle catégorie vous situer ? Pas de souci, regardez les photos des modèles sur internet et choisissez celui auquel vous aimeriez ressembler ! **Vous doutez encore ? Commencez avec le programme de prise de muscle globale, et ajustez en fonction des résultats.**

Le nombre d'entraînements par semaine que vous allez effectuer aura également un impact : Il est déconseillé de solliciter deux jours de suite les mêmes muscles : N'oubliez pas qu'ils ont besoin d'un peu de repos ! Le programme full body peut donc être utilisé jusqu'à trois sessions par semaine. Si vous augmentez à quatre il devient utile de passer au half body. Pour simplifier voici un tableau résumant les possibilités :

		Objectifs		
		Perte de poids	Prise de muscle globale	Prise de muscle intensive
Nombre de sessions par semaine	1	Full body	Full body	Half body
	2	Full body	Full body	Half body
	3	Full body	Full body	Half body
	4	Full body	Half body	Half body/Focused
	5	Full / Half body	Half body	Focused
	6	Half body	Half body	Focused
	7	Half body	Half body/Focused	Focused

Quelques remarques sur les couleurs :

- Je vous déconseille de faire une ou sept sessions par semaine : Une session n'apporte que peu de résultat alors que sept sessions sont trop fatigantes pour votre corps, d'autant plus si vous avez déjà des journées chargées.
- **2 ou 6 sessions sont déjà plus intéressantes :** Vous commencerez à obtenir des résultats avec 2 sessions. 6 reste un peu trop élevé mais au moins vous aurez un jour de repos/semaine.
- 3 à 5 sessions est optimal : les résultats seront rapides et visibles. **Je le répète au passage : à partir de 4 sessions il devient important d'alterner les types d'entraînement pour garder au moins un jour de repos par groupe musculaire.** Le half body devient indispensable.

Commencez par 3 sessions par semaine. Essayez de tenir ce rythme et une fois que vous vous y êtes fait, augmentez à 4, les résultats devraient vous motiver ! Vous vous dites peut-être que cela représente déjà un gros investissement de temps et d'énergie. **Mais souvenez-vous que l'ExTrain peut être fait en 20 minutes. Trois sessions ne vous prendront donc qu'une heure par semaine !**

Les programmes concrets :

Maintenant que vous connaissez les exercices, que vous savez quel type d'ExTrain faire, et à quelle fréquence, il ne reste plus qu'à vous expliquer comment tout combiner pour avoir votre programme d'entraînement… et vous mettre au travail ! Pour commencer, **voici la structure de l'ExTrain** pour qu'il ne prenne pas plus de 20 minutes :

1. Echauffement : 3minutes
2. Exercice 1 : 1min
3. Exercice 2 : 1min
4. Repos : 1 min
5. Exercice 3 : 1min
6. Exercice 4 : 1min
7. Repos : 1 min
8. Exercice 5 : 1min
9. Exercice 6 : 1min
10. Repos : 1min
11. Exercice 7 : 1min
12. Exercice 8 : 1min
13. Repos : 1min
14. Exercice 9 : 1min
15. Exercice 10 : 1min
16. Repos : 1min
17. Exercice 11 : 1min
18. Exercice 12 : 1min

Oui vous pouvez faire 12 exercices en 20 minutes si vous gardez un rythme élevé et que vous faites peu de pauses ! Si vous ne me croyez pas vous pouvez chronométrer le temps que vous mettez pour une série de pompes ou d'abdos. Mais il faut être tonique et explosif !

A partir de là vous pouvez remplir la structure avec les exercices couvrant les parties du corps que vous voulez renforcer. Simple non ? Un dernier conseil : Choisissez les exercices à l'avance et respectez-les. Tenir 20 minutes n'est pas insurmontable, je ne suis pas entrain de vous dire de courir un marathon ! Alors allez jusqu'au bout.

Si vous lisez toujours ce texte, c'est que vous ne vous êtes pas mis au travail ! Alors pour que ce soit parfaitement clair je vous mets encore un exemple d'ExTrain full body. Maintenant vous n'avez plus d'excuse pour démarrer sans attendre !

1. Echauffement
2. Tronc – Abdos : Crunchs
3. Tronc – Dos/lombaires : Extension des jambes inversées
4. Repos
5. Bras – Biceps : Tractions prise large
6. Bras – Triceps : Pompes normales
7. Repos
8. Jambes – Quadriceps : Squats
9. Jambes – Ischios/fessiers : soulevé des hanches (hip raise)
10. Repos
11. Tronc – Abdos : Crunchs obliques
12. Tronc – Dos/partie supérieure : Extension du buste
13. Repos
14. Bras – Biceps : Tractions prise serrée
15. Bras – Triceps : Pompes pieds surélevés
16. Repos
17. Jambes – Quadriceps : Squats une jambe
18. Jambes – Ischios : Fentes

Vous pouvez terminer par une séance d'étirements, **à moins que vous les ayez faits pendant les périodes de repos, ce qui est l'idéal !**

Les points essentiels à retenir pour votre entraînement physique :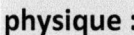

- Déterminez votre (ou vos) types d'ExTrain, ainsi que votre programme sur la semaine en fonction de votre niveau et de vos objectifs.
- Si vous ne savez pas par quoi commencer : Choisissez l'ExTrain Full Body et faites-le trois fois par semaine.
- Essayez les exercices de base.
    - S'ils sont trop difficiles : Passez aux alternatives réduisant la difficulté
    - S'ils sont trop faciles : Passez aux alternatives augmentant la difficulté
- Continuez à adapter votre programme en fonction de votre progression et de vos objectifs.
- Augmentez progressivement le nombre d'ExTrain par semaine.
- Si vous manquez d'inspiration, consultez mon blog et mon compte Instagram pour voir d'autres alternatives

En résumé :

Vous connaissez maintenant :

1. Les principes de base de l'entraînement physique
2. Les exercices les plus efficaces pour muscler votre corps
3. Les Express trainings permettant de progresser en 20 minutes

Si vous avez lu tout le chapitre mais que vous n'avez pas encore essayé d'exercice, il est grand temps de vous y mettre (par exemple dès que vous serez au bas de la page) !

Si vous avez des doutes sur quel programme ou quel exercice faire en premier, commencez par un full body en suivant mon exemple. Vous y verrez plus clair après quelques sessions. Vous pourrez alors adapter les programmes en fonction de vos progrès. Allez parcourir mon blog sur entrainement3d.com pour découvrir d'autres programmes.

Le Mental d'acier :

Je vous ai présenté les principes essentiels pour perdre de la graisse et les exercices physiques permettant de développer vos muscles de manière harmonieuse. Si vous suivez ces recommandations vous obtiendrez le corps de vos rêves. Simple non ? En théorie oui, en pratique un peu moins. **Car nous ne sommes pas des machines qu'il n'y a qu'à programmer pour qu'elles se comportent comme prévu.** Il ne suffit donc pas de se dire « je vais manger équilibré et faire de l'exercice » pour que cela se fasse tout seul. Au contraire, il y aura des hauts et des bas durant votre quête du corps parfait. Des phases de grande motivation où rien ne pourra vous arrêter, mais également des moments où le doute va s'installer, où vous aurez envie de tout stopper, où vous vous demanderez à quoi bon faire tous ces efforts. Il est important d'en être conscient et de savoir comment réagir dans ces différents cas.

Et c'est justement pour cela que je vais vous présenter dans ce chapitre la 3ème dimension de l'E3D : l'approche mentale qui vous mènera au succès et que je vous recommande d'adopter. Vous découvrirez qu'il est possible de prendre goût à l'alimentation équilibrée et à l'exercice physique : **une fois que vous ne vous ne les considérerez plus comme une corvée mais comme un nouveau style de vie bien plus agréable, vous aurez gagné !**

Vous allez entrer petit à petit dans ce que j'appelle un « cercle vertueux » (à l'inverse du cercle vicieux) : **Plus vous suivrez les principes de l'E3D, plus vous verrez les résultats. Et plus vous verrez votre corps changer, plus vous aurez envie de continuer !** Mais pour cela il faut commencer, et c'est justement le démarrage qui peut être difficile. C'est pour cela que je vais vous guider pas à pas et vous expliquer les pièges à éviter.

Je dois reconnaître que même aujourd'hui, il m'arrive de me dire que je pourrais me laisser aller comme certains de mes collègues et amis, me faire plaisir en mangeant tout ce que je veux. Après tout j'ai 36 ans, avoir du ventre à cet âge n'est pas si grave ? Pourtant quand je me regarde dans le miroir et que je ressens la fierté d'avoir atteint mes objectifs, mes doutes s'envolent ! Il me suffit également de repenser aux complexes de ma jeunesse pour me souvenir à quel points les efforts en valent la peine !

Pour commencer, voici donc les 7 principes du Mental d'acier. Nous regarderons ensuite comment les appliquer aux différentes situations de la vie courante.

Les sept principes de base pour un mental sans faille

Les recommandations ci-dessous m'ont aidé à la fois pour améliorer mon physique, mais également pour relever les défis de mon travail et aider mes collaborateurs à devenir plus efficaces et à progresser dans leur carrière. Ça peut surprendre, pourtant vous allez vous rendre compte que certaines bonnes pratiques sont valables aussi bien pour votre remise en forme que votre carrière professionnelle. Alors c'est que ce livre n'a pas pour but de vous aider dans votre travail. Mais l'analogie est intéressante, et qui sait, cela pourrait vous servir !

Principe N°1 : Fixez des objectifs à court et long terme

Avoir une vision du résultat que vous voulez atteindre est indispensable. Osez être ambitieux ! Même si cela prend du temps, **il faut que l'objectif à atteindre vous motive et vous fasse rêver.** Malgré tout, pour ne pas être découragé, fixez également des objectifs plus faciles à atteindre mais représentant une étape vers l'objectif final. **Un petit succès reste un succès et fait toujours du bien au moral.**

Par exemple vous pouvez viser d'obtenir le corps d'un modèle de Victoria's secret ou d'une star de film d'action. Mais pour cela il faudra passer par des étapes intermédiaires : Rentrer dans un jeans ou un costume que vous ne pouviez plus mettre depuis 6 mois, commencer à voir se dessiner vos abdos, perdre un centimètre de tour de cuisse, etc... **Vos objectifs ne doivent pas forcément rester éternellement les mêmes, votre modèle peut changer. Mais avoir une cible à atteindre est indispensable.**

Avant de vous mettre en route, il faut savoir où vous voulez arriver et connaître les sommets que vous visez

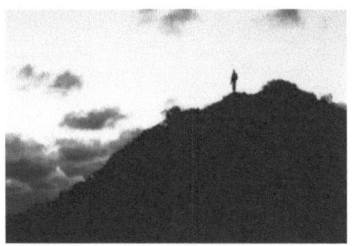

Principe N°2 : Soyez conscient qu'il y aura des hauts et des bas et agissez en conséquence

La plupart des régimes ou des programmes de remise en forme donnent l'impression qu'ils s'adressent à des robots sans faille. Pourtant nous sommes des humains avec des forces et des faiblesses ! Pendant que vous appliquerez l'E3D, il y aura donc des moments où vous serez hyper motivé et où rien ne vous arrêtera. **Prenez le temps de comprendre ce qui déclenche ces périodes et comment faire qu'elles se présentent le plus souvent possible.** A l'inverse, identifiez les facteurs qui peuvent vous démotiver, et essayez de les éviter ou de trouver le moyen de revenir rapidement aux phases positives.

Par exemple si le fait de vous entraîner le soir à la maison vous ennuie au plus haut point, essayez d'aller faire du sport à midi avec des collègues, l'effet de groupe peut être très positif. Si la perspective de manger 4 carrés de chocolat en rentrant le soir à la maison vous motive suffisamment pour manger léger et équilibré toute la journée, alors utilisez le chocolat comme motivation et récompense. **Dans tous les cas, penser à votre modèle et aux résultats que vous vous êtes fixés est une un des facteurs de motivation les plus importants.**

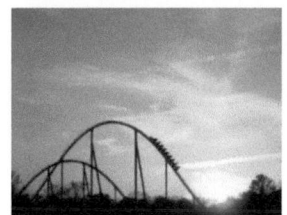
Votre évolution va parfois ressembler à des montages russes, mais l'expérience en vaut la peine !

Principe N°3 : Entourez-vous de personnes qui vous motivent et vous inspirent

La plupart d'entre nous a naturellement tendance à suivre le comportement des personnes qu'ils côtoient ou admirent. **Trouvez dans votre entourage des personnes ayant les mêmes objectifs de remise en forme que vous et surtout de la motivation à revendre.** Ce genre de personne pourra vous tirer en avant lors des périodes difficiles. Mieux encore : devenez à terme un de ces meneurs et tirez vos amis en avant ! Cela ne veut pas dire que vous ne devez fréquenter que des personnes minces et musclées. L'idée n'est pas de devenir un extrémiste du sport et de la nutrition ! Mais si vous arrivez à vous rapprocher de quelques personnes avec qui partager vos efforts et entrainements, cela vous aidera à rendre l'expérience beaucoup plus facile et fun. **Ne sous-estimez pas l'effet de groupe car il peut être très puissant... dans les deux sens !** Choisissez-donc bien vos partenaires d'entraînement éventuels. Et n'écoutez pas les personnes qui vous disent que vous n'y arriverez pas, ou alors uniquement si vous prenez ça pour un défi et que cela vous pousse à leur prouver le contraire.

Les réseaux sociaux peuvent également vous aider dans ce sens. Mais ils peuvent être à double tranchant, ne les prenez donc pas trop au sérieux. Commencez par me suivre sur Instagram (@lionele3d) : je poste régulièrement des photos, vidéos et conseils pouvant vous inspirer.

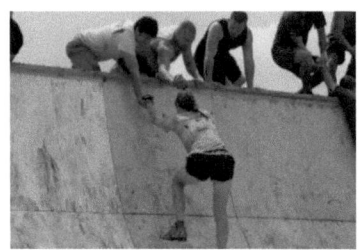

Votre entourage peut vous aider à surmonter les obstacles les plus difficiles. Choisissez-le avec soin !

Principe N°4 : Analysez vos forces et faiblesses

Prenons l'exemple concret de mon cas :

- Une de mes forces est que j'aime le sport : j'ai peu de peine à me motiver à faire de l'exercice et à m'entraîner dur.
- Une de mes faiblesses est ma gourmandise : j'adore tout ce qui est sucré (chocolat, biscuits, gâteaux... j'arrête la description sinon je vais aller chercher à manger).

Beaucoup de monde veut supprimer ses faiblesses. Ça a été le cas des médecins et nutritionnistes qui m'ont suivi lorsque j'étais enfant : ils voulaient à tout prix m'imposer un régime alimentaire strict et sans chocolat ou autre friandise. Ça a fonctionné quelques temps au prix d'efforts très importants, mais jamais sur le long terme : il n'était pas question que je suive ce mode d'alimentation toute ma vie, il était bien trop triste et frustrant ! Je reprenais donc logiquement le poids perdu dès que j'arrêtais.

Ce que ces médecins et nutritionnistes n'avaient pas compris, **c'est qu'il est souvent plus facile de privilégier ses points forts tout en faisant des efforts pour réduire ses faiblesses...** en restant conscient qu'elles ne disparaitront pas. Pour reprendre mon exemple : Plutôt que de renoncer au chocolat (ce que je ne pourrais jamais faire, je vous rappelle que je suis Suisse...), je fais attention à mon alimentation de manière générale et je fais de l'exercice plus souvent, en particulier pour compenser les excès de gourmandise. **C'est en comprenant ce principe que j'ai pu atteindre mes objectifs et les maintenir sur le long terme.**

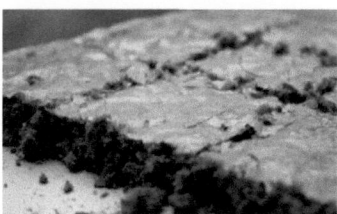

Devenir et rester mince ne veut pas dire qu'il ne faut pas se faire plaisir de temps en temps ! Avec l'E3D vous pourrez avoir un corps de rêve sans tirer un trait définitif sur ce que vous aimez.

Principe N°5 : Fiez-vous au miroir, à vos habits mais pas uniquement à la balance

L'Entrainement 3D est basé sur une nutrition optimale et un entrainement physique visant à améliorer l'aspect de votre corps. Mais le but de l'E3D n'est pas directement de vous faire perdre du poids. Inutile donc de suivre de près votre balance. La raison est très simple, si vous vous entrainez régulièrement et que vous mangez équilibré, vous allez perdre du gras tout en prenant du muscle. Or le muscle est plus lourd que la graisse. Donc inutile de se lancer dans des démonstrations mathématiques pour en déduire qu'à certaines périodes vous n'allez pas perdre de poids, **même si votre silhouette va continuer à changer.**

Durant ces périodes, la balance peut être assez déprimante si vous ne vous fiez qu'à elle : Difficile de rester motivé à faire des efforts lorsqu'il n'y a pas de résultat. Par contre, vous verrez les changements dans votre miroir et **vous les ressentirez immédiatement sur vos habits.** Personnellement je trouve qu'il n'y a rien de plus motivant que de voir ses muscles apparaître dans le miroir ou de rentrer à nouveau dans un vieux jeans... **Ne vous fiez donc pas uniquement à la balance !**

Vous commencez à flotter dans votre jeans ? C'est un signe que vous êtes sur la bonne voie, alors persévérez !

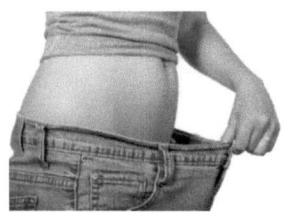

Principe N°6 : Evoluez en harmonie avec votre corps

Votre corps est vivant (ce qui est une bonne nouvelle !), mais cela veut dire qu'il va évoluer en fonction du temps, de votre nutrition, de votre forme physique ou même de traitements médicaux. Soyez à l'écoute et de ses réactions. **Si des changements apparaissent, positifs ou négatifs, essayez de comprendre pourquoi et agissez en conséquence.** Je rencontre souvent des personnes qui à 30 ans se plaignent de prendre du poids alors que ce n'était pas le cas à 20 ans, avec les mêmes habitudes alimentaires. Ça peut être physiologique : notre métabolisme change durant notre vie. Il est important d'en être conscient et de s'adapter, car nous ne pouvons pas modifier notre physiologie.

Mais il arrive également que nos habitudes changent sans que l'on s'en rende compte. En analysant vos repas et votre activité physique, vous pouvez comprendre les raisons d'une prise de poids. Pour revenir à l'exemple précédent : en arrivant à la 30aine, on a en général moins de temps pour le sport, que ce soit à cause du travail ou de la vie de famille. On remplace la marche par la voiture, on mange un peu plus, on ne va plus s'entraîner, etc... Ces « détails » mis ensembles font pourtant une différence qui peut expliquer certains changements physiques. Si vous commencez à prendre du poids, ne perdez pas de temps à vous plaindre, mais agissez : analysez les changements dans votre vie, vous arriverez souvent très vite à la cause de vos kilos supplémentaires. **Une astuce très simple : Notez tout ce que vous** mangez et tous les exercices physiques que vous faites au quotidien.** Passez ensuite la liste en revue chaque week-end et posez-vous la question : Est-ce que vous avez vraiment mangé équilibré ? Est-ce que vous avez fait assez d'exercice ? Si ce n'est pas le cas, fixez-vous un nouvel objectif pour la semaine.

Ma philosophie est qu'il ne sert à rien de se lamenter : la forme physique ne doit rien au hasard. Certains partent avec des avantages et des désavantages, c'est vrai. **Mais que vous soyez né obèse ou pas, que vous ayez 30, 40, 50 ou 60 ans, si vous réduisez votre apport en calories, tout en augmentant votre activité physique, vous perdrez du poids, c'est scientifique !**

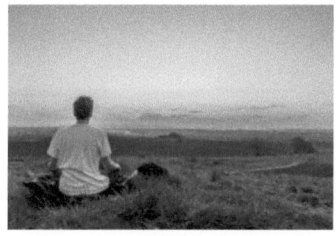

Prenez régulièrement le temps d'analyser et comprendre les réactions de votre corps. Chaque personne est unique.

Principe N°7 : Utilisez toutes les formes de motivation

La motivation est une ressource précieuse, il faut l'utiliser à bon escient et trouver comment en créer. Ça peut vous paraître impossible mais c'est pourtant très simple : **Votre motivation va varier au fil de votre vie. Certains événements vont la faire augmenter, ou au contraire, la faire baisser.** Identifiez-les et utilisez-les !

Trouvez un modèle auquel vous voulez ressembler, c'est la première étape. Vous pourrez alors regarder ses photos et avoir un objectif à atteindre.

Mais ce n'est pas le seul moyen : Trouvez des endroits et des gens agréables pour vous entraîner et pour manger sain. Si vous devez par exemple utiliser votre motivation pour aller au fitness, il vous en restera moins pour vous entraîner.

Je vous expliquerai dans la suite de ce chapitre comment optimiser votre motivation pour surmonter les périodes de découragement typiques que vous pourriez rencontrer.

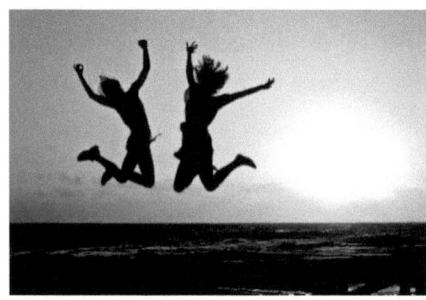

Le chemin vers la réussite

Sans aller trop loin dans les théories (mon but est de vous donner des conseils concrets à appliquer simplement et rapidement, pas des pages de concepts théoriques inadaptés au quotidien). On peut distinguer motivation **intrinsèque** et **extrinsèque**. Cette théorie provient de Richard Deci et date de 1975 (puis enrichie par Deci et Ryan en 1985 et 2002). Rien de nouveau donc, mais elle reste valable. Pour faire simple :

- La motivation **intrinsèque** dicte les actions faites par intérêt ou par plaisir, sans attendre de récompense externe. Exemple : Si éprouvez beaucoup de plaisir à jouer au football, c'est votre motivation intrinsèque qui vous poussera à aller aux entrainements.
- La motivation **extrinsèque** décrit les actions faites sous une pression externe ou dans le but d'obtenir une récompense. Exemple : Si on se moque de votre physique, si vous n'êtes pas à l'aise avec votre corps ou si vous avez le sentiment que votre vie serait plus agréable en étant plus mince, alors vous êtes poussés par la motivation extrinsèque.

Les deux formes sont complémentaires. Je vais vous expliquer comment les utiliser en fonction des différentes situations. Assez de théorie, passons à la pratique ! Regardons comment appliquer ces principes au quotidien. Je vais illustrer chaque étape à l'aide des parcours de Sarah et Marc qui ont surement des points communs avec vous. Oui vous avez bien compris, la suite de ce chapitre ne sera pas une simple liste de conseils. Elle décrira les étapes de la vie de nos « héros ». Ils sont inspirés des personnes que j'ai côtoyées durant ma vie. Mais ne vous inquiétez pas, je résumerai les points à retenir à la fin de chaque chapitre.

Au commencement :

Lors d'une douce après-midi ensoleillée d'avril, Sarah et Marc savouraient un cocktail sur une terrasse avec un groupe d'amis. C'était une des premières journées agréables de l'année qui, par chance, tombait un samedi ! Le printemps était bien installé et tout le monde attendait l'été avec impatience : les vacances, la plage, et le soleil. Les discussions étaient animées et chacun parlait de ses projets pour les prochains mois.

Sarah était incontestablement une jeune femme active : elle avait 32 ans, travaillait dans le marketing et adorait passer du temps avec ses amis et sa famille. Mais sa vraie passion restait la mode ! Son travail remplissait une grande partie de ses journées, le shopping, la recherche de nouvelles tenues sur internet et les sorties entre amis occupaient le reste de son temps libre. On peut dire que Sarah profitait pleinement de la vie. Une seule ombre venait assombrir ce tableau : le choix de son bikini pour ses prochaines vacances aux Caraïbes ! Sarah avait rêvé de ce voyage pendant des années : elle contemplait régulièrement les photos paradisiaques des îles et s'imaginait déjà au soleil entrain de profiter de la chaleur et de l'eau turquoise.

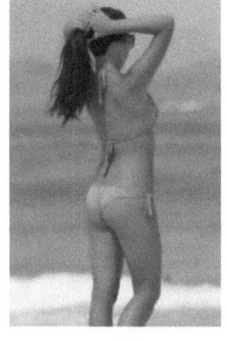

Mais étrangement, l'approche de la date de départ l'inquiétait. Ce n'était pas le voyage en soit, ni la perspective de s'éloigner de sa famille. Non, la raison était tout autre : Sarah avait pris quelques kilos superflus pendant l'hiver. Elle n'était pas grosse, mais ses cuisses et son ventre avaient indéniablement pris du volume. Rien de grave, mais assez pour lui donner des complexes et l'empêcher de savourer les plages de sable blanc sereinement. Sa passion pour la mode ne l'aidait pas : Les mannequins aux corps parfaits qu'elle voyait dans les magazines et publicités à longueur de journée lui donnaient l'impression de ressembler à une baleine. Elle aussi aurait voulu avoir un ventre ultra plat et des jambes fines, mais elle ne savait pas comment y arriver. Les régimes soi-disant miracles qu'elle avait testé jusqu'à maintenant n'avaient jamais donné de résultats probants. Il ne lui restait plus que 2 mois avant son départ et sa motivation pour améliorer son physique était à son paroxysme. Mais que faire ?

Marc de son côté était ce qu'on peut appeler un jeune cadre dynamique : il approchait de son 36ème anniversaire et avait décroché une année plus tôt un poste de manager dans une multinationale. C'était une opportunité incroyable dont il avait rêvé pendant des années. En apprenant la nouvelle il avait littéralement sauté de joie ! La perspective de relever ce nouveau défi et le prestige du poste l'enthousiasmaient au plus haut point. Mais après une année il se rendait compte que la charge de travail, la pression et les responsabilités s'avéraient plus difficiles à gérer que prévu. Marc avait donc dû faire quelques sacrifices : fini le jogging deux fois par semaine après le travail et au revoir les parties de foot avec ses amis le week-end. Mais après-tout ça en valait la peine. Le peu de temps libre qu'il lui restait était consacré à sa femme et son fils de 4 ans qu'il adorait.

Globalement Marc était donc très satisfait de sa vie, mais il se rendait compte que son physique avait souffert de son nouvel emploi du temps. Lui qui avait toujours été mince et sportif se surprenait à sentir

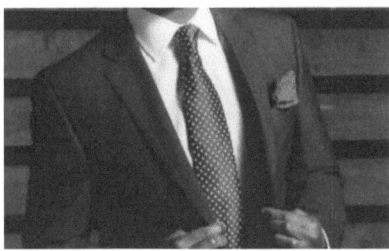

ses pantalons de costume le serrer et à ne plus entrer dans ses chemises cintrées. Il découvrait également pour la première fois de sa vie les complexes : Il ne se sentait plus aussi à l'aise qu'avant au moment de se promener en maillot de bain à la piscine avec son fils. Marc avait vraiment envie de changer la situation. Mais là encore, il manquait d'idées et de temps pour inverser la tendance. Alors que faire ?

Après deux cocktails le sujet de discussion sur la terrasse ensoleillée avait justement tourné autour du physique : Les amis de Sarah et Marc s'étaient rendus compte de leur prise de poids et s'en moquaient gentiment. Rien de bien méchant, mais suffisamment quand même pour créer une tension perceptible à la table. La situation était d'autant plus vexante que tout le monde avait remarqué la perte de poids spectaculaire d'Angelo, un ami de longue date. Après une dernière plaisanterie sur son ventre légèrement arrondi, Marc décida qu'il en avait assez entendu. Il posa son verre bruyamment sur la table et annonça avec une détermination sans faille qu'il allait tous leur prouver qu'il pouvait retrouver son physique mince et musclé d'ici l'été ! Devant tant d'enthousiasme, Sarah se sentit emportée et ne put s'empêcher de se lever et d'annoncer avec fracas qu'elle allait faire de même ! Fini les bourrelets et complexes, cet été c'est elle qui serait la star de la plage et qui se pavanerait dans son nouveau bikini.

Cette situation vous rappelle peut-être quelque chose. **En effet, la décision de démarrer un programme de remise en forme ou un régime est souvent la réaction à une prise de conscience brutale ou à un événement marquant comme une remarque blessante.** Etant petit je me rappelle avoir commencé à faire des pompes trois fois par jour après que ma mère m'ait dit que je n'avais pas plus de force ou de muscle qu'un de mes amis que je considérais comme particulièrement maigre et faible. Sur le moment j'étais en colère, vexé et humilié. Je ne pouvais pas accepter qu'on me dise une chose pareille !

J'ai donc démarré immédiatement mon « programme de remise en forme » à base de pompes. En fait on peut difficilement appeler ça un programme, mais au moins **il y avait une énorme volonté de changer**

les choses ! Et les résultats sont venus petit à petit. Pourtant ils auraient été bien plus importants et rapides si j'avais réfléchi un minimum sur mes objectifs et la façon de les atteindre. Mais je ne l'ai appris que bien plus tard.

Que retenir de cette expérience ?

Au moment où vous décidez de changer les choses, la motivation est au maximum : Vous avez un objectif en tête, souvent très élevé, et vous êtes prêt à tous les sacrifices pour y arriver. Par contre cela mène souvent à des actions peu réfléchies ou mal organisées. Avant de démarrer quoi que ce soit prenez donc le temps de :

1. Noter vos motivations et vos objectifs à long terme
2. Identifier votre modèle
3. Noter les étapes intermédiaires pour atteindre vos objectifs. Ces étapes doivent être motivantes. Ex : perdre ses poignées d'amours, avoir des abdos visibles, entrer à nouveau dans un vieux jeans, perdre 2cm de tour de cuisse etc…
4. Fixer des dates pour chaque étape. Sans date, le risque de ne jamais atteindre les objectifs que vous vous êtes fixés est grand.
5. Réfléchissez à vos programmes nutrition et entraînement à l'aide des 7 principes essentiels

Voilà, vous êtes maintenant prêt à l'action !

Normalement, après avoir réfléchi à vos objectifs et aux moyens d'y arriver vous devriez être plus motivé que jamais : **la perspective d'un nouveau corps et de tous les avantages qui vont avec font rêver.** Dans mon cas je me voyais déjà avec les biceps d'Arnold Schwarzenegger !

C'était irréaliste mais motivant et excitant, donc largement assez pour commencer à faire des pompes. Et même si je n'ai pas le physique d'Arnold (ce qui au passage n'est clairement pas mon but) cela a été une des étapes qui m'ont permis d'obtenir un corps dont je suis fier et dans lequel je me sens particulièrement bien !

Avoir un modèle c'est une bonne chose. Mais il faut également connaître son corps. **Prenez donc le temps de vous photographier en sous-vêtements ou en maillot de bain.** Ça vous servira plus tard pour voir vos progrès et accessoirement épater vos amis.

Si vous êtes adepte de la balance et des mesures, notez votre poids ainsi que vos mensurations. Mais souvenez-vous que la balance ne reflète pas toujours vos progrès : si vous perdez de la graisse et gagnez du muscle votre physique sera transformé, mais votre poids ne changera pas beaucoup.

Le début des changements

Maintenant que vous êtes motivé il faut passer au concret : **mettre en place vos nouveaux programmes de nutrition et d'entraînement.**

La première étape vers la minceur

Le lendemain de ses promesses, Sarah se réveilla en se demandant si elle avait bien fait et si elle pouvait vraiment attendre son objectif. 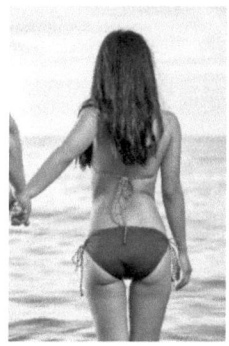 Après tout elle pourrait aussi bien laisser tomber et expliquer à ses amis qu'elle s'était laissée entraîner par l'effet de groupe, qu'elle est à l'aise avec son corps et que c'est l'essentiel. Ils la taquineraient un peu mais ce serait vite oublié et tellement plus simple… Mais en même temps la perspective d'être au top à la plage cet été la motivait vraiment. Après avoir pesé le pour et le contre, Sarah décida qu'elle n'avait rien à perdre et qu'elle allait prouver à ses amis qu'elle était une vraie battante !

Elle alla fouiller son réfrigérateur et les placards de la cuisine pour faire un petit inventaire de ses provisions. Il y avait quelques boîtes de conserve de légumes, mais surtout des pâtes, des biscuits, du chocolat, de la crème glacée et quelques yoghourts. Sarah n'était pas une experte en nutrition mais elle en savait suffisamment pour se rendre compte que ce n'était pas avec ces aliments qu'elle allait perdre du poids.

Il fallait changer ça d'urgence pour partir sur de bonnes bases. Elle se mit alors en route pour le supermarché le plus proche. Mais une fois sur place tout se compliqua : Sarah avait l'impression qu'elle n'était attirée que par les aliments gras ou sucrés ! Elle se rendit alors compte qu'elle était morte de faim. Une bonne chose non ? Se priver et avoir faim lui semblait être une étape impérative pour maigrir, mais il fallait reconnaître qu'être affamée au milieu du rayon des biscuits était une épreuve redoutable. Malgré la tentation elle se dirigea vers les présentoirs des légumes et sélectionna ses préférés : poivrons, tomates, salade verte et carottes. De quoi se régaler ! Pour compléter le tout elle ajouta à son panier un steak et des pommes de terre.

Arriva le moment de passer à la caisse. Sarah n'en pouvait plus, son ventre vide hurlait famine et elle devait attendre son tour entourée de barres chocolatées et autres bonbons. Pour couronner le tout, le client qui la précédait comptait sa petite monnaie et mettait des siècles à payer. C'est alors que le drame se produisit : Lassée d'attendre et obsédée par la faim, Sarah ajouta à ses articles une des barres chocolatées : La photo sur l'emballage était tellement alléchante ! En plus elle pourrait la manger immédiatement pour calmer sa faim. Tant pis, elle ferait attention une autre fois.

Et effectivement, la barre chocolatée ne survécut pas bien longtemps. Bon, le régime ne commençait pas de manière optimale, mais ce n'était que le début. Pourtant Sarah avait beau essayer de se convaincre, elle ne pouvait s'empêcher de regretter son geste et de culpabiliser. Toutes ses bonnes résolutions s'étaient envolées en un clin d'œil devant ce présentoir. Pour se consoler elle se jura que ça ne se reproduirait plus. Et pour satisfaire sa conscience elle décida de rentrer à la maison à pieds. Après-tout ça ne représentait que 3 arrêts de bus, ça ne lui prendrait pas plus de 15 minutes et permettrait de brûler une partie de la barre chocolatée.

Que retenir de l'expérience de Sarah ?

Si vous avez lu le chapitre sur l'Alimentation Optimale, vous savez comment organiser vos repas. Vous savez également qu'il n'est pas nécessaire de s'affamer pour perdre du gras. Commencez donc par aller faire les courses pour avoir les bons aliments dans votre cuisine.

Au passage vous allez vous fixer un premier objectif : Acheter uniquement les aliments sains dont vous avez besoin. Autrement dit : pas de biscuits, chips, chocolat ou autres douceurs. Ça paraît simple mais tout est fait dans les magasins pour que vous achetiez des choses qui n'étaient pas prévues, et en général elles sont mauvaises pour votre ligne : l'odeur du pain frais, un stand de dégustation de nouvelles chips pour l'apéritif, les superbes gâteaux appétissants de la pâtisserie, les chocolats et bonbons à côté des caisses qui vous font de l'œil pendant que vous attendez votre tour... la liste est longue, mais vous allez être fort et ne pas y céder. Plus facile à dire qu'à faire ? Certainement ! Mais regardons justement comment éviter les pièges dans lesquels Sarah est tombée :

- Préparez à l'avance votre liste des courses et allez droit au but une fois dans le magasin. **Plus vous faites vite plus vous réduisez le risque de céder à la tentation.** Cerise sur le gâteau, le temps gagné vous permettra de vous entrainer plus longtemps à la maison !

- **N'allez surtout pas faire les courses le ventre vide !** C'est le meilleur moyen de céder à la tentation. Si vous avez faim, tous les aliments (en particulier les plus gras ou sucrés) vous paraîtront irrésistibles. Prenez-donc un encas avant de partir.

> - Avant de passer à la caisse jetez un coup d'œil à votre caddie et vérifiez qu'il ne contient rien qui ne soit pas en accord avec votre programme nutritionnel. Si vous trouvez des aliments « ennemis », reposez-les.

Passez ensuite à la caisse et une fois dehors prenez quelques secondes pour être fier de vous car vous venez de franchir une première étape : Si vous n'achetez pas d'aliments gras ou trop sucrés il est moins probable que vous en mangiez !

C'est un petit succès mais il mérite d'être souligné, d'autant plus qu'il va contribuer à vous donner le corps de vos rêves et à augmenter votre motivation.

Cela dit mon but n'est pas de vous interdire à jamais de manger quelque chose qui vous fait plaisir. Mais il est important de démarrer de façon stricte et surtout de changer vos habitudes.

Si vous n'avez pas une tenue de sport qui vous plaît et dans laquelle vous vous sentez bien, profitez de l'occasion pour aller en acheter une. Ça peut paraître un détail mais ça fait partie des petites choses qui peuvent vous inciter à faire du sport. **Si vous aimez votre tenue vous serez motivé pour la mettre et vous entraîner.** Les femmes sont particulièrement sensibles à cet aspect.

Pour en finir avec les achats : Si vous voulez prendre du muscle sur la partie supérieure du corps, achetez une paire d'haltères avec poids variables. Il existe des sets avec deux haltères et différents poids totalisant 20-30kg. Ils vous seront vraiment utiles et le prix n'est en général peu élevé, surtout si vous le comparez à un abonnement de fitness ! C'est donc un très bon investissement, surtout qu'il va se passer un certain temps avant que vos poids s'usent et que vous deviez les changer…

Les actions qui vous mèneront au corps de vos rêves

De retour à la maison, Sarah se dit qu'elle allait appeler Marc. Après tout c'est lui qui était à l'origine de tout ceci. Peut-être qu'il avait laissé tomber ? Ou alors il était déjà parti courir ? C'était un fan de jogging, mais le mauvais temps qui régnait à l'extérieur avait dû l'arrêter : le soleil avait laissé sa place à une pluie ininterrompue. Pourtant elle savait qu'il était du genre fonceur et que ça ne suffirait pas forcément à l'arrêter. Et s'il avait commencé à s'entraîner, est-ce que ça la motiverait ou la déprimerait ? Peu importe, il fallait en avoir le cœur net !

Elle prit son téléphone, composa le numéro de Marc et commença à écouter les sonneries. Sarah ressentait une certaine excitation. Même si le passage au supermarché ne s'était pas passé exactement comme elle l'aurait voulu, ce changement était motivant. Et la perspective de pouvoir en parler avec quelqu'un renforçait ce sentiment. Mais Marc ne répondait pas ! Au moment où Sarah allait raccrocher, elle entendit une fois essoufflée au bout du fil.

- Allo ? Allo ???
- Salut Marc, c'est Sarah, Qu'est-ce qu'il t'arrive ?
- Ah Sarah ! Comment vas-tu ? Excuse-moi de t'avoir fait attendre mais je faisais des abdos avec de la musique. J'ai mis du temps à entendre mon téléphone.
- Tu es déjà en train de faire du sport ?!? S'exclama-t-elle.

Sarah ressentait un mélange de jalousie et de rage : cet enfoiré n'avait pas attendu longtemps pour se mettre au travail alors qu'elle avait déjà cédé devant une barre chocolatée !

- Je n'arrive pas à croire que tu aies déjà commencé à faire du sport, tu n'as vraiment pas perdu de temps ! Ajouta Sarah d'un ton agacé.
- Oui il fallait absolument que je démarre rapidement, sinon je ne l'aurais jamais fait.
- Donc tu n'as pas pensé à laisser tomber ce qu'on a dit hier soir ? Tu es vraiment motivé ? Franchement j'hésite à renoncer, j'ai essayé de manger plus léger aujourd'hui et j'ai déjà craqué devant une barre chocolatée.
- C'est vrai ? Répondit Marc d'un ton surpris. J'ai aussi eu un peu de peine à démarrer mais je n'ai pas songé une seconde à laisser tomber, l'objectif me motive trop ! Je compte bien faire mon maximum pour l'atteindre. Si je n'y arrive pas, tant pis, mais au moins j'aurai essayé.
- Voilà, c'est ça qui m'énerve chez toi, où est-ce que tu trouves toute cette détermination ? Il fait mauvais temps dehors, ça ne te suffisait pas comme excuse pour ne pas aller courir, il fallait que tu fasses de l'exercice à la maison ! Lui rétorqua Sarah d'un ton faussement énervé.

Marc riait de bon cœur à l'autre bout du fil. Sarah était une amie de longue date et son impulsivité l'avait toujours amusé. De son côté il aimait se lancer des défis régulièrement, mais il était un peu embarrassé que Sarah se retrouve mêlé à tout ça.

- Le mauvais temps ? Oui c'est vrai ce n'est pas le top pour aller courir, mais pas une excuse pour ne rien faire ! Tu sais, quelques séries de pompes et d'abdos font tout aussi bien l'affaire pour commencer.
- Tu as vraiment réponse à tout... J'aimerais bien être comme toit de temps en temps, ce serait tellement plus simple.
- Ecoute Sarah, je suis désolé de t'avoir embarqué dans toute cette histoire, mais je pense que ça en vaut la peine. Voilà ce

que je te propose : je te contacterai à chaque fois que je m'entrainerai pour te pousser à faire de même, que ce soit via un simple message ou un bref coup de fil. Je te tiendrai informée et t'inciterai à suivre mon rythme. Si ça t'intéresse je peux même partager avec toi les bons plans nutrition que j'avais notés à l'époque où je faisais du sport à haut niveau. Ça pourrait à coup sûr te servir. Tu serais intéressée ?

Ravie à l'idée de ce coup de main inespéré, Sarah accepta et remercia Marc chaleureusement. Elle allait raccrocher lorsqu'il ajouté :

- Au fait ma session n'est pas terminée, donc tu sais ce qu'il te reste à faire...
- Oui coach !

Sarah rigola quelques secondes en contemplant son téléphone. Elle se sentait déjà mieux, cette discussion l'avait rassurée et motivée à la fois. Elle sentait qu'avec le soutien de Marc elle aurait nettement plus de chances d'atteindre ses objectifs. Elle profita alors de ce regain de motivation pour se mettre au travail. Oui mais par quoi commencer ? Sarah se demanda ce qu'elle aimerait changer chez elle et la réponse lui parut soudain évidente : Son rêve était d'avoir les fesses et le ventre plat des modèles de Victoria's Secret, muscler ses fessiers et ses abdos ne pouvait donc pas lui faire de mal. Elle plia un gros linge, le posa au sol et commença à faire des abdos et des exercices pour les fessiers. Ce n'était pas facile, elle transpirait et ses muscles lui faisaient mal. Mais cette fois elle sentait qu'elle était vraiment sur la bonne voie !

Que retenir du coup de fil entre Sarah et Marc ?

Combinez leurs actions ! Une fois que vous avez rempli votre réfrigérateur d'aliments sains et équilibrés, ne perdez pas de temps et passez aux choses sérieuses : **enchaînez sur votre premier entraînement physique.** Si vous ne savez plus par où commencer, retournez à la page présentant l'Express training full body et démarrez sans plus attendre. Il faut lancer une dynamique positive et prendre de nouvelles habitudes : manger équilibré et faire de l'exercice. C'est très simple… en théorie, je vous l'accorde. Mais vous verrez qu'après quelques semaines vous aurez adopté ce nouveau style de vie et ça ne vous demandera plus d'efforts. Au fait, êtes-vous rentré à pieds après avoir fait vos courses ? La marche rapide est un entraînement en soit qui permet de brûler de la graisse de façon simple. Mais ce n'est pas comme ça que vous obtiendrez des abdos bien dessinés, d'où l'intérêt de compléter avec des exercices.

Intéressons-nous également au déroulement de la discussion : Sarah est passée d'un état de jalousie envers Marc à la reconnaissance et la motivation, ceci simplement en lui expliquant la situation. Inspirez-vous de ce cas et cherchez le soutien ou la collaboration des personnes qui vous entourent : Si vous enviez le physique d'un de vos collègues ou amis, demandez-lui comment il arrive à ce résultat, s'il a des conseils à partager et au final si vous pourriez venir vous entraîner avec lui : **Toute personne avec un physique au top doit faire des efforts pour le conserver, rien n'est dû au hasard.** Quelques compliments et la reconnaissance de ces efforts peuvent souvent suffire à ce qu'il propose de vous aider à arriver au même résultat (même si tout le monde n'est pas aussi sympa que Marc…). Profitez-en ! **Le soutien d'une ou plusieurs personnes est inestimable, surtout dans les périodes de démotivation (fatigue, mauvais temps, mauvaise humeur, etc…).**

Par contre le jour où vous aurez atteint vos objectifs et que quelqu'un viendra vous dire à quel point il envie votre physique, jouez le jeu et proposez-lui votre aide !

> **Dernière chose : ne gaspillez pas d'énergie à chercher des excuses pour ne pas vous entraîner, réfléchissez plutôt aux solutions pour vous entraîner à tout prix !**

Une fois sa session terminée, Sarah se dirigea dans sa cuisine pour prendre un grand verre d'eau et s'assoir au calme. Le sentiment de soulagement, de bien-être et de fierté qui montait en elle était délicieux, cela valait bien les quelques dizaines d'abdos, de squats et de fentes qu'elle venait d'endurer ! Cet entraînement était un succès de plus sur le chemin du corps de ses rêves.

Après une bonne douche bien fraîche, la sensation de bien-être était toujours présente. Oui mais une autre moins agréable avait fait son apparition : La faim ! Sarah avait le ventre vide et il n'était que 16h, encore trois heures à attendre avant le prochain repas, trop long pour tenir. Malheureusement la barre chocolatée ne lui avait pas rempli le ventre bien longtemps. La tentation d'en prendre une autre était importante, mais elle n'en avait plus ! Il était donc temps de se préparer un vrai encas sain et équilibré. Et ce ne fut pas un problème : Sarah avait acheté des yoghourts 0% aux fruits rouges qui la faisaient saliver d'avance. Elle en ouvrit un et l'avala rapidement. Il n'était pas aussi crémeux qu'un yoghourt normal, mais le goût restait très agréable. Elle attrapa ensuite un mélange de fruit sec dont elle versa une petite portion dans un bol avant de refermer et ranger le paquet. C'était quelque chose de nouveau mais finalement plutôt sympa à manger. Après tout, faire un encas équilibré n'était pas aussi terrible qu'elle le pensait. Et pour couronner le tout elle n'avait plus faim !

Sarah profita de la fin de son après-midi pour ranger et nettoyer son appartement. C'est également un exercice non ? Et tout exercice est bon pour la rapprocher de son modèle. Donc autant joindre l'utile… à l'utile.

Arriva l'heure du diner : elle avait prévu du poisson grillé avec des pommes de terre et des légumes cuits à l'eau. Mais après réflexion elle n'avait pas très faim… et pas vraiment envie de préparer un repas complexe : son encas avait parfaitement joué son rôle et elle ne ressentait pas le besoin d'un repas copieux : le poisson et les légumes feraient très bien l'affaire.

Une fois son repas avalé, Sarah profita de la soirée pour se reposer devant la tv. Elle l'avait bien mérité : Elle avait acheté des aliments pauvres en graisses et sucres, fait de l'exercice, marché pour compenser sa barre chocolatée et mangé un repas léger et équilibré. Une journée quasi parfaite dont Sarah pouvait être fière ! En continuant comme ça elle atteindrait son objectif à coup sûr. Elle se voyait déjà expliquer à ses amis comment elle avait obtenu son corps mince et tonique. La perspective d'aller acheter un nouveau bikini parfaitement ajusté pour la plage la motivait même encore plus !

Marc de son côté avait passé une journée assez contrastée. Il s'était réveillé tard et en petite forme. Il avait repensé à ce qu'il avait dit le soir d'avant, sans pour autant le regretter : c'était une bonne idée, sauf que la motivation n'était plus aussi forte et la perspective de passer un dimanche à regarder des séries tv était très très tentante. Pourquoi démarrer immédiatement ? Après tout il avait le temps. Dans tous les cas il y verrait plus clair après un bon petit déjeuner en famille.

Quelques tartines plus tard, Marc était vautré dans son canapé à enchaîner les épisodes de la dernière saison de sa série favorite. Il passait un agréable moment mais sa conscience le dérangeait : s'il ne recommençait pas le sport aujourd'hui, est-ce qu'il le recommencerait plus tard ? Il ne voulait pas dire à ses amis qu'il avait renoncé, garder sa réputation lui tenait à cœur, et retrouver ses abdos musclés aussi ! C'est décidé, à la fin de l'épisode en court, il ferait trois séries de pompes et trois séries de crunchs.

Si vous avez un animal de compagnie, en particulier un chat, vous aurez surement remarqué qu'il adore rester couché toute la journée. Ne prenez pas exemple sur cette sympathique boule de poile et sortez de votre canapé !

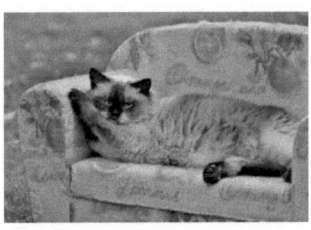

Quand le générique de fin apparut, Marc dut s'extraire péniblement de son canapé pour se mettre au travail. Il n'était vraiment, mais alors vraiment pas motivé : plus il restait devant la tv, moins il avait envie de faire quoi que ce soit. Pourtant il commença un rapide échauffement et démarra avec la série de pompes, enchainée avec celle de crunchs. Waoh, il n'avait plus la grande forme ! Ses poumons brûlaient et il transpirait à grosses gouttes. Raison de plus pour continuer avec la 2ème série. C'était difficile mais son manque de condition physique l'enrageait : Il n'avait pas pu faire plus de 15 pompes d'affilée ! Il était vraiment temps de se reprendre en main, et pas question de s'arrêter avant la fin de la 3ème série, même s'il devait souffrir.

C'est justement à la fin des crunchs que son téléphone sonna. C'était son amie Sarah ! Elle avait un peu de peine à démarrer son programme de remise en forme. Marc voulut l'impressionner en parlant de ses exercices et il fit de son mieux pour l'encourager car c'est lui qui avait lancé cette idée. Il se demandait au passage s'il n'aurait pas préféré qu'ils renoncent les deux à ce qu'ils avaient convenu, ce serait moins difficile à avaler et à annoncer à leurs amis. Mais maintenant il n'avait plus le choix, Sarah comptait sur lui pour la soutenir et il n'avait pas envie de la décevoir. Ils se retrouvaient donc liés dans la quête du corps de leurs rêves. Une aventure qui allait leur réserver bien des surprises !

Que retenir de ces expériences ?

Faire une première séance d'exercice et le premier repas équilibré sont deux grandes étapes vers vos objectifs. Vous pouvez donc être fier de vous après les avoir réalisés ! Profitez de ce moment de calme pour apprécier le sentiment du devoir accompli qui s'empare de vous. Agréable non ? **Souvenez-vous de cette sensation, elle vous servira de motivation pour les moments difficiles.**

Par contre vous allez devoir éviter un piège typique de ce genre de situation : le grignotage après l'exercice. Quand votre corps sera à nouveau au repos vous risquez d'avoir faim et d'être prêt à sauter sur tout ce qui se mange, en particulier ce qui fait grossir ! **Avant de faire quoi que ce soit, réfléchissez à deux choses :**

    1. Est-ce que vous avez vraiment faim ou est-ce que vous voulez manger par réflexe/plaisir ?

    2. Quand est votre prochain repas ? Est-ce que vous pouvez tenir jusque-là ?

Si votre prochain repas est dans moins d'une heure essayez à tout prix de tenir. S'il est dans plus d'une heure vous pouvez prendre un encas, mais faites très attention à ce que vous allez manger, ne cédez surtout pas à la tentation des snacks/chocolats/biscuits. Prenez plutôt une des collations ci-dessous. Pour celles et ceux qui veulent prendre du muscle, c'est le bon moment pour manger des aliments protéinés (ceux indiqués par « protéines + » ou « protéines ++ ») :

- Un fruit
- Une poignée de fruits secs
- Deux œufs durs (protéines ++)

- Un yoghourt 0% (protéines +, dépend du yoghourt) avec potentiellement des flocons d'avoine (protéines ++)
- Une poignée de graines de courge (protéines +)
- Une barre de céréales
- Une biscotte
- Un peu de viande froide maigre, comme de la poitrine de dinde (protéines ++)

En parlant de repas, si ce n'est pas déjà fait, il faut réfléchir à ce que vous allez préparer à manger ou ce que vous allez commander si vous allez au restaurant. Le chapitre sur l'Alimentation Optimale vous aidera à faire votre choix.

Ne lâchez rien et faites un repas sain : il serait vraiment dommage de gâcher tous vos efforts maintenant ! Mais de toute façon si vous avez suivi mes conseils précédents vous ne devriez pas avoir trop d'aliments tentant à la maison…

Si votre encas était consistant et que vous n'avez pas très faim au moment du repas, prenez-exemple sur Sarah et faites l'impasse sur les féculents. Un plat de légumes + protéines (viande, poisson, lentilles, etc…) sera largement suffisant, surtout le soir : vous n'avez pas de marathon à courir pendant la nuit. Une fois que vous aurez terminé votre repas, repensez à votre modèle et rappelez-vous que c'est en continuant comme ça que vous lui ressemblerez !

Je reviens également sur l'importance de trouver une ou des personnes avec qui démarrer votre programme de remise en forme : à l'image de Marc, **être le meneur et pousser les gens à vous suivre peut aussi être une source de motivation !** Personne n'est prêt à se lancer avec vous ? Pas grave, parlez-en quand même à vos amis. D'une part car ils se rallieront peut-être à votre cause plus tard, d'autre part car le simple fait de savoir que vos connaissances s'attendent à vous voir changer de physique est une source de motivation : la peur de décevoir peut-être très puissante et ils seront aussi là pour vous soutenir.

Souvenez-vous des principes essentiels : utilisez toutes les formes de motivation à disposition.

- Vous développerez votre motivation intrinsèque (directe) en trouvant des aliments sains et des activités sportives que vous aimez
- La motivation extrinsèque (indirecte) peut être moins forte, mais elle a l'avantage de pouvoir être générée de différentes façons :
    o Objectif à atteindre, le corps de vos rêves
    o Peur de décevoir votre entourage, ou au contraire envie de l'impressionner
    o Amélioration de votre santé
    o Aller s'entraîner ou manger sain dans un endroit agréable / avec des personnes que vous appréciez

Les premiers résultats concrets :

Les jours passaient et Marc commençait à s'habituer à son nouveau rythme de vie : il mangeait nettement moins gras et s'entrainait trois fois par semaine. Les premières sessions avaient été difficiles, surtout la semaine : faire du sport après une dure journée de travail était un challenge. Mais maintenant que c'était un réflexe, ça ne posait plus de problème. Marc avait une astuce efficace : dès qu'il arrivait chez lui, il se changeait et faisait ses exercices. Au moins il ne risquait pas de rester bloqué au fond de son canapé et il avait ensuite le reste de la soirée pour se reposer.

Changer ses habitudes alimentaires au travail n'était également pas évident au début, mais là encore Marc avait rapidement trouvé des alternatives agréables. Au final plus le temps passait, plus cela devenait facile : il lui suffisait de se regarder dans le miroir pour retrouver la 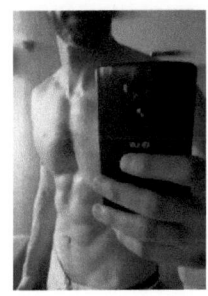 motivation. Son ventre s'était visiblement affermi en quelques jours et il commençait à voir ses abdos réapparaître. Il pouvait maintenant enchaîner 30 pompes sans souci. Avec des résultats si rapides il n'avait qu'une envie : continuer ! Il recommençait à être fier du corps qu'il voyait dans le miroir et le bien-être qu'il en retirait était inestimable.

Rester en contact avec Sarah pour la pousser et la conseiller fonctionnait également très bien : Marc avait toujours aimé montrer l'exemple et aider ses amis. Il retirait donc beaucoup de satisfaction et de motivation de son nouveau rôle de coach. Tout semblait donc aller pour le mieux. Pourtant quelques nuages commencèrent à apparaître petit à petit dans ce tableau parfait. Après un mois, Marc ressentait une légère lassitude de son programme d'entraînement : il faisait presque toujours le même tout au long de la semaine et le manque de variété l'ennuyait. Du côté des performances il ne progressait plus aussi vite que durant les premiers jours. Au départ il était convaincu qu'il ferait 50 pompes sans le moindre problème après un mois. Mais passer de 40 à 50 lui semblait plus long et difficile que la transition de 15 à 30. Les changements au niveau de son corps étaient également plus lents, même s'il continuait à voir des améliorations constantes. Du côté nutrition il suivait son programme de façon strict, mais il prenait plusieurs fois par semaine les mêmes repas, et là encore il commençait déjà à en avoir marre.

Il décida d'appeler Sarah pour discuter de la situation avec elle et voir si elle rencontrait les mêmes difficultés. Quand Sarah décrocha son téléphone elle semblait de bonne humeur et en pleine forme.

- Salut Sarah, c'est Marc, comment vas-tu aujourd'hui ?
- Hey coach ! Ça va très bien et toi ?
- Ça va bien merci. Justement, je venais aux nouvelles concernant ta remise en forme. C'est le bon moment pour faire un point de situation. Tu es satisfaite de tes résultats ?
- Super satisfaite ! Je vois vraiment les changements sur mon corps, du coup je suis motivée comme jamais et je m'entraîne de plus en plus.

Cette fois c'est Marc qui se sentait un brin jaloux. Il était fier d'elle, mais à la base c'était lui le coach censé montrer l'exemple. Il décida quand même d'expliquer à Sarah le ralentissement de ses progrès et la déception qui en découlait.

- C'est génial, je suis vraiment content pour toi ! De mon côté les progrès ralentissent un peu et j'avais peur que tu sois dans la même situation.
- Ah je vois très bien de quoi tu veux parler, je suis également passée par là : je stagnais un peu ces derniers jours. Mais j'ai

résolu le problème très facilement : j'ai varié les exercices de mes entraînements et mes repas. Ça va te sembler bête mais ça a suffi à améliorer la situation. Franchement, évite de faire toujours la même chose, c'est ennuyeux à mourir !
- C'est une bonne idée, j'ai deux-trois changements en tête qui pourraient être pas mal. Je vais essayer cette semaine.
- Oui n'hésite pas. Tu vas voir, c'est simple et efficace. Au pire tu reviendras à tes exercices de départ. J'ai aussi pris l'habitude de noter ce que je mange et les entrainements que j'effectue. Parfois j'ai l'impression de faire super attention mais en relisant la liste le samedi je me rends compte que j'ai mangé du chocolat presque chaque jour de la semaine !
- Je vois que tu es vraiment inspirée en ce moment, c'est magnifique.
- Oui c'est vrai, je me sens au top ces derniers jours. Et ça me fait penser à quelque chose d'amusant. Ajouta Sarah avec une pointe d'ironie.
- Quoi ??
- Les rôles s'inversent, on dirait bien que c'est moi qui commence à te coacher !
- Ahahahahah n'exagérons rien, j'ai encore deux trois choses à t'apprendre. Mais merci pour les conseils, ça fait plaisir de pouvoir partager ses expériences. Je vais d'ailleurs aller appliquer tes recommandations immédiatement. Passe une bonne soirée.

Marc raccrocha et repensa immédiatement ses menus et programmes. Il était temps de mettre un peu d'originalité et de variation dans tout cela… et de tout noter sur son smartphone.

Que retenir de cette expérience ?

Vous allez voir des changements apparaître sur votre physique en quelques jours ou semaines. En particulier si vous n'aviez pas du tout l'habitude de faire de l'exercice ou de manger équilibré :

- Vous allez perdre quelques kilos de graisse
- Le réveil de vos muscles donnera une allure plus tonique à votre corps

Cela vous permettra de garder votre motivation à haut niveau. Mais méfiez-vous du contre coup :

- Vous pourriez être tenté de vous relâcher suite à ces bons résultats
- Vous n'allez pas toujours progresser au même rythme

En effet, votre corps va s'adapter à votre nouveau mode de vie. Il ne va donc pas toujours évoluer de façon constante. Les progrès rapides du début peuvent parfois ralentir après quelques semaines. Je ne dis pas ça pour vous décourager, bien au contraire ! Il faut en être conscient pour ne pas être déçu et démoralisé au moment où cela se produira. Il faudra alors réagir en adaptant vos entraînements et repas. Deux possibilités s'offrent à vous :

1. **Diversifier votre programme :** Varier les exercices, le nombre de répétitions, la vitesse d'exécution, la résistance, etc... Changer vos habitudes alimentaires, que ce soit les aliments, la répartition encas/plats principaux ou leur nombre. N'hésitez pas à faire des essais pour trouver la formule la plus efficace et ne pas vous lasser.

2. **Intensifier votre programme :** Est-ce que vous êtes toujours fatigué et transpirant après une session d'exercices ? Si ce n'est pas le cas il faut intensifier ou repenser les bases de votre programme. Il arrive qu'avec le temps on se relâche petit à petit sans s'en rendre compte, d'où le ralentissement des résultats. Il faut également adapter votre

entraînement physique à vos progrès. Prenons un exemple concret : Marc s'est fixé l'objectif de faire 30 pompes d'affilées. Il arrive d'abord à 25, puis 28 et finalement 30, au prix de gros efforts. Si Marc n'adapte pas ensuite son objectif, il va continuer à faire 30 pompes plusieurs fois par semaine. Son corps va s'y habituer et ce sera de moins en moins un effort. Les résultats seront également moindres. Pour continuer à progresser il faudra par exemple viser 35 pompes ou les rendre plus difficiles (commencez par surélever les pieds).

Le même phénomène apparaît au niveau nutritif : Repensez par exemple au nombre d'écarts ou de repas plaisir que vous avez fait la semaine passée. Est-ce que vous avez gardé la même rigueur qu'à vos débuts ? **N'hésitez surtout pas à noter ce que vous mangez et les exercices que vous pratiquez** (fréquence et nombre de répétitions), cela permettra de voir très facilement si vous vous relâchez.

Et au cas où vous songeriez à arrêter car vous n'avancez plus : NON ! Ce n'est pas une option. Les phases de démotivation arrivent à tout le monde. Si cette idée vous traverse la tête rejetez la et repensez :

- A vos objectifs
- A votre modèle
- A la joie que vous avez ressentie lors de vos premiers progrès

Parlez à vos amis et à votre entourage. Suivez le principe #3 et contactez des personnes qui vont vous soutenir et vous redonner le moral. Vous pourrez également trouver de nombreux témoignages sur internet de personnes dans la même situation : vous n'êtes pas seul à rencontrer des hauts et des bas, tout le monde est passé par là, mais il faut vous accrocher !

Repensez également au principe #7 et **essayez de trouver de nouvelles sources de motivation** : changez vos habitudes, l'endroit et l'heure où vous vous entrainez, motivez de nouvelles personnes à vous suivre. Cela peut aider à casser la routine et à continuer sur la voie du succès.

Il se peut aussi que vos objectifs soient trop ambitieux et qu'il faille plus de temps que prévu pour les atteindre. C'est même un problème fréquent : tout le monde veut des résultats très rapides, mais en même temps les miracles n'existent pas ! Fixez alors de nouveaux objectifs à court et long terme plus réalistes.

Si cela ne va vraiment pas, accordez-vous une courte pause (maximum un week-end !). Changez-vous les idées, reposez-vous et faites-vous plaisir (dans les limites du raisonnable). Mais soyez strict avec vous-même et recommencez votre programme dès la fin de la pause. **Méfiez-vous de la règle des 3 :** Si vous ratez 3 entraînement d'affilée ou que vous ne mangez pas équilibré pendant plus de 3 jours, il est très probable que vous arrêtiez (à moins qu'il y ait une raison spéciale comme une maladie) !

La phase transitoire

Cela faisait maintenant plus de trois mois que Sarah avait démarré son programme de remise en forme. Et cela se voyait ! Son ventre commençait à être plat et ses jambes s'étaient visiblement affinées. Ses vacances aux caraïbes s'étaient d'ailleurs particulièrement bien déroulées : Elle avait acheté deux bikinis à cette occasion qui lui allaient parfaitement. Elle repensait souvent au moment de l'essayage : Elle avait d'abord pris sa taille habituelle. Mais elle s'était vite rendu compte que le bas de son bikini finirait sur ses genoux à la première vague si elle ne prenait pas quelque chose de plus petit ! La taille inférieure lui allait à merveille. La joie que Sarah avait ressentie à ce moment était incroyable. Après quelques semaines d'efforts elle voyait déjà la preuve que son physique s'améliorait. Elle aurait préféré perdre deux tailles pour les vacances et se disait qu'il aurait fallu se mettre au travail plus tôt. Mais quoi qu'il en soit les résultats obtenus en si peu de temps étaient déjà très satisfaisants.

Sarah avait d'ailleurs décidé de ne pas se relâcher totalement pendant les vacances. Elle allait se reposer, passer du temps avec son ami, bronzer… mais également profiter de l'eau turquoise pour nager, faire 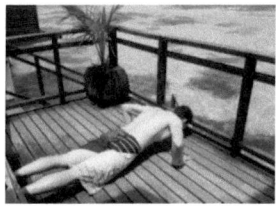 quelques entrainements sur la terrasse de son bungalow et apprendre le kitesurf. Ça lui paraissait un bon moyen de garder sa condition physique, tout en s'amusant et en pouvant s'accorder quelques cocktails. Franchement, dépenser des calories en allant nager dans l'eau turquoise avec des poissons de toutes les couleurs, est-ce vraiment un effort ? En tout cas sur place la motivation n'avait pas été difficile à trouver !

Finalement la prise de poids redoutée pendant les vacances n'avait pas eu lieu. La combinaison nage / repos avait particulièrement bien marché. A son retour, Sarah fut agréablement surprise : non seulement ses collègues s'extasiaient devant son bronzage, mais en plus ils lui faisaient des compliments sur son physique ! Elle savourait enfin ces moments dont elle avait longtemps rêvé : l'été était bien là et les complexes s'étaient envolés. Il était temps de profiter des tenues plus légères, mettant en avant ses progrès du printemps, sans craindre de regards désobligeants.

Comblée par toutes ces remarques positives, elle avait alors décidé de s'accorder une pause d'une semaine avant de continuer son programme : elle voulait encore améliorer sa forme physique, mais reprendre le travail en douceur était sa priorité, la chaleur estivale n'aidait également pas : manger une glace au soleil était plus motivant qu'une séance d'abdos ! Après-tout ce n'était qu'une semaine de pause, reprendre ses bonnes habitudes après un petit break bien mérité ne serait pas un problème… Pourtant le lundi suivant Sarah se sentait mal : elle avait attrapé un rhume suite au mauvais temps du week-end. Elle était restée habillée en mode Caraïbes, sans se soucier de la pluie et de la fraîcheur. La 2ème semaine après son retour allait donc être consacrée à la récupération.

Le jeudi soir son téléphone se mit à sonner. Elle vit le nom de Marc apparaître sur l'écran de son smartphone. Elle n'était pas particulièrement étonnée qu'il l'appelle. Au contraire ! Elle redoutait ce coup de fil depuis quelques jours. Elle n'avait pas fait une seule série de pompes depuis son retour. Et ses repas n'avaient rien de diététiques. Marc allait lui faire la morale, et il aurait raison, c'est finalement ça qui l'agaçait le plus. Elle décrocha malgré tout :

- Salut Sarah, comment vas-tu après tes vacances au soleil ?

- Salut Marc, ça va bien, merci. Mais le soleil et la plage me manquent déjà, c'était vraiment génial !

Sarah n'avait pas envie d'aborder le thème de son inactivité depuis son retour, elle détourna la conversation en expliquant tous les détails de ses vacances. Mais Marc n'avait pas appelé par hasard et le moment fatidique arriva :

- Tu as l'air d'avoir vraiment passé des vacances magiques ! En tout cas la façon dont tu en parles donne vraiment envie d'y être. Le retour à la réalité n'a pas dû être facile, tu as réussi à trouver la motivation pour recommencer à manger équilibré et faire des exercices ?
- Je suis toujours motivée mais il faut avouer que je manque de chance ! J'avais juste décidé de faire une semaine de pause à mon retour pour reprendre le rythme tranquillement. Seulement voilà, j'ai attrapé un rhume le week-end passé et je ne vais quand même pas faire du sport en étant malade ! Du coup c'est vrai que je n'ai rien fait depuis deux semaines, mais j'ai des bonnes raisons.
- Ce n'est pas de chance pour le rhume, mais j'ai l'impression que tu essaies de te convaincre que tu as fait de ton mieux. C'est vraiment le cas ?
- Mmmmmmmh c'est vrai qu'en y réfléchissant j'ai un peu perdu la motivation : les vacances sont terminées, je n'ai plus besoin de faire d'efforts.

Sarah se sentait coupable de se relâcher à ce stade. Marc essaya alors de la consoler et de l'encourager :

- Oui les vacances sont terminées, tu as vraiment bien progressé et tu as mérité une petite pause. Mais ce serait vraiment dommage de tout arrêter maintenant, de reprendre les kilos

perdus et de devoir redémarrer depuis le début avant tes prochaines vacances. Si tu reprends ton programme sans attendre tu seras encore plus en forme l'année prochaine ! Bon ça veut dire que tu devras racheter un bikini plus petit, mais je ne crois pas que ce sera un problème, non ?
- Ahahahahahaha acheter un nouveau bikini n'est JAMAIS un problème, tu connais mon goût pour le shopping ! Tu as raison il faut que je continue, je n'étais pas entièrement satisfaite de mon corps avant de partir pour les caraïbes. Je peux faire mieux mais la reprise est vraiment difficile.
- Je comprends, tout le monde passe pas là. Essaie de te fixer de nouveaux objectifs, ça devrait t'aider. Et pour commencer fixe la date de ton prochain entrainement, par exemple dimanche et achète des aliments sains plutôt que des glaces.

Marc avait un ton légèrement moralisateur, mais il sentait que Sarah avait besoin d'être un peu secouée pour repartir du bon pied.

- Oui oui coach, à vos ordres ! Répondit Sarah faussement impressionnée.

Les deux raccrochèrent après que Sarah ait promis de reprendre ses bonnes habitudes. Et c'est ce qu'elle fit en se fixant 3 objectifs :

1. Reprendre l'entraînement dimanche
2. Préparer un nouveau programme alimentaire adapté au changement de saison… avec au maximum une glace par semaine
3. Perdre encore une taille d'ici 3 mois et maintenir ce poids jusqu'à ses prochaines vacances

Que retenir de cette expérience ?

Autrement dit que faire en cas de chute de motivation, comme dans le cas de Sarah, ou si vous avez tendance à vous « endormir sur vos lauriers » ? Après quelques semaines vous allez normalement vous mettre « dans le rythme » : vous vous habituez à vos entraînements et à votre régime alimentaire. Certains de vos objectifs courts terme auront été atteints, mais le résultat final peut sembler relativement lointain. Du coup vous n'avez pas encore l'excitation liée à son approche. C'est pourtant une période clé durant laquelle il ne faut pas sombrer dans le traintrain quotidien, sinon vous risquez de vous lasser et donc de réduire ou même arrêter vos efforts au moindre prétexte :

- Vacances
- Travail
- Trop beau/trop mauvais temps
- Mauvaise humeur, fatigue etc… la liste des excuses est quasi infinie.

Ce serait particulièrement dommage sachant que vous avez dépassé les premiers jours/premières semaines qui sont les plus difficiles ! Durant cette période il va donc être capital de renforcer votre motivation extrinsèque. **Les 7 principes sont là pour vous aider :**

- Les objectifs à court terme sont plus importants que jamais. Autrement dit **fixez-vous *des défis*** (si c'est à plusieurs c'est encore mieux car les effets de groupe et de compétition vous aideront). Faites-les varier et choisissez-les de façon à ce qu'ils représentent un but que vous voulez vraiment atteindre et dont vous seriez fier. Quelques exemples :
    o Réussir à faire 50 pompes d'affilée
    o Faire 4 entraînements par semaine au lieu de 3

- Passer une semaine sans manger de chocolat ou sans boire d'alcool
- Changer les exercices de vos express trainings pour que cela soit un vrai challenge de finir la session
- Trouver cinq nouveaux plats pauvres en calories
- Convaincre un ami/un collègue de venir s'entraîner avec vous à midi
- Réussir un squat complet sur une jambe
- Aller courir sur un nouveau parcours ou améliorer votre temps sur une distance donnée.
- Trouver chaque semaine une nouvelle playlist ou de nouveaux morceaux de musique qui vous motivent

Les possibilités sont nombreuses, faites marcher votre imagination !

- Repensez à vos forces et faiblesses : vos goûts et vos capacités ont dû changer depuis le début de votre programme. Continuez à utiliser vos forces pour compenser vos faiblesses. Si vous avez continuellement de la peine à appliquer la Nutrition Optimale mais que vous prenez plaisir à vous entraîner, augmentez le nombre de sessions par semaine. Si à l'inverse le sport vous ennuie, adaptez votre nutrition pour réduire les calories que vous absorbez.
- Comment réagit votre entourage à votre évolution ? Parlez de votre programme autour de vous. Motivez les gens à vous suivre et partagez vos expériences. Si vous êtes plutôt solitaire utilisez les réseaux sociaux comme Instagram pour publier vos évolutions. Attention néanmoins, certaines personnes profitent de l'anonymat de ces plateformes pour faire des commentaires agressifs ou insultants qui peuvent nuire au moral. Si cela arrive, ignorez-les.

- Utilisez la technologie : Vous avez très probablement accès à internet et à un smartphone, voir une montre connectée. Utilisez-les pour vous aider :
    - Cherchez de nouveaux exercices et de nouvelles recettes sur internet. J'en publie régulièrement sur le blog d'entrainement3d.com
    - Planifiez vos repas et entrainements dans l'agenda de votre smartphone de façon à ce qu'il vous envoie des notifications. Vous n'aurez plus l'excuse d'avoir oublié ! Il est également plus difficile de renoncer à une session de sport lorsque vous recevez le rappel.
    - Utilisez une application pour faire le suivi de vos résultats et progrès
    - Prenez des selfies régulièrement pour observer votre transformation

Et une dernière chose très efficace que je fais à chaque retour de vacances : Commencez à réfléchir aux suivantes (où partir, quand, que faire sur place, etc...) ! Cela permet de supprimer le « blues » du retour et de retrouver la motivation tout en ayant à nouveau un objectif à atteindre.

La rentrée n'était également pas une partie de plaisir pour Marc : plusieurs projets sur lesquels il était impliqué devaient impérativement être terminés avant la fin de l'année. Le travail s'accumulait et il ne savait plus où donner de la tête. Mais pas question de relâcher le rythme, ses nouvelles responsabilités étaient trop importantes à ses yeux et ses supérieurs avaient des attentes élevées à son égard. Il avait quand même essayé d'expliquer à son management qu'il ne pouvait pas se dédoubler et qu'une deuxième personne était nécessaire, mais la situation ne changeait pas. La réponse reçue était toujours la même : « C'est une période chargée et capitale pour l'entreprise. Ces projets doivent se terminer avec succès avant la fin de l'année si nous ne voulons pas que nos concurrents nous passent devant. Tout le monde est conscient et reconnaissant de vos efforts, mais actuellement le budget ne permet pas d'engager une 2ème personne ». Autant dire que les soirées au travail allaient se multiplier.

En soit cela ne posait pas de problème. Il était conscient en acceptant ce poste qu'il faudrait « mettre les bouchées doubles ». Par contre maintenir la fréquence de ses entraînements était de plus en plus difficile : Les heures de sommeil et le temps libre se faisaient déjà rares, la priorité venait donc à sa famille. Il se forçait malgré tout à garder au minimum une session par week-end. Du côté nutrition ce n'était pas plus brillant. Les sandwichs et autres pizzas achetés et mangés en vitesse à midi s'accumulaient. Les barres chocolatées étaient fréquentes pour remplir rapidement les creux entre deux séances ou lors des longues soirées devant son écran d'ordinateur.

Les conséquences ne mirent pas longtemps à apparaître : ses abdos recommencèrent à disparaître sous la graisse et le nouveau pantalon de costume acheté il y a un mois lui serrait la taille. La seule chose qui diminuait au final était sa condition physique ! Mais que faire ? Ces projets devaient impérativement aboutir, la carrière de Marc en dépendait. Pas question également de laisser tomber sa 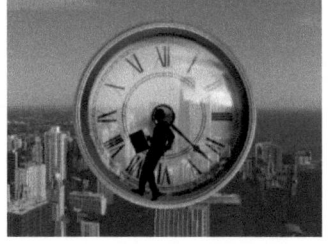 famille, c'était la priorité absolue. Il fallait donc limiter les dégâts jusqu'à la fin de l'année. Un challenge de plus !

Alors qu'il prenait rapidement son café dans le restaurant de l'entreprise, Marc croisa son ami John qui venait de terminer son repas. John occupait un poste similaire au sien mais depuis plusieurs années et dans un autre département. Les équipes qu'il coordonnait étaient localisées à Londres et en Inde. John voyageait donc beaucoup pour son travail : il passait au moins une semaine sur trois en déplacement. Pourtant il était mince, visiblement en grande forme et son visage ne laissait transparaître aucune trace de fatigue ou de stress. « Mais comment arrive-t-il à ce résultat ?! » se demanda Marc. Il décida de questionner son ami pour en savoir plus :

- Hey John ! Comment vas-tu ? On ne te voit plus beaucoup par ici.
- Marc ! Ça va bien et toi ? C'est vrai qu'on ne s'est pas croisé depuis quelques temps, je bouge pas mal à vrai dire. Et toi, comment ça se passe ton nouveau poste ?
- C'est beaucoup de travail mais je m'éclate ! J'apprends énormément de choses et pour l'instant mes nouveaux collègues me supportent, ce qui est plutôt bon signe... Par contre les heures de sommeil se font rares, mais tu dois bien connaître ça, non ?
- Oh oui, je vois parfaitement de quoi tu veux parler. J'avais le même problème quand j'ai démarré, mais au fil des années on arrive à s'organiser pour mieux gérer son temps et préserver la famille et les loisirs.

Marc était assez impressionné : John avait un poste au moins aussi exigeant que le sien, pourtant il avait l'air calme, serein et très satisfait de son mode de vie. Il ajouta alors d'un ton volontairement dépité :

- Je suis plutôt dans la situation inverse à vrai dire. Depuis la rentrée je suis sous l'eau et ça ne va pas s'améliorer avant la fin de l'année. Je ne vois pas trop comment je vais m'en sortir.
- C'est un problème classique. Tu veux un conseil ?
- Ok, vas-y, explique-moi ta formule magique !

John rigola de bon cœur, il était passé par la même situation et comprenait ce que rencontrait Marc.

- Il n'y a rien de secret. Je le répète, c'est une question d'organisation. Tout d'abord, note toutes tes activités de la journée sur une feuille. Ensuite étudie ce qui pourrait être optimisé ou supprimé pour gagner du temps. Une fois que ta liste est prête, après passe à l'action : laisse tomber les activités qui ne t'apportent rien ou pas grand-chose et optimise celles qui peuvent l'être.
- Mais toutes mes activités de la journée sont utiles !
- Tu en es vraiment sur ? Personnellement je me suis rendu compte que je passais chaque jour de 30 minutes à 1 heure à naviguer sur internet et les réseaux sociaux sans but précis en rentrant à la maison. Au final ça ne m'apportait rien. Du coup j'ai presque totalement arrêté et je peux utiliser ce temps pour d'autres choses plus utiles. Il m'arrivait également de continuer à écrire des emails depuis chez moi. Maintenant je les écris le matin ou le soir dans les transports publics en allant ou en revenant du travail. C'est plus utile que de lire le journal et ça me libère du temps.
- Ça ne semble pas mal vu sous cet angle…
- C'est super efficace oui ! Rétorqua John en donnant une tape amicale sur l'épaule de Marc.
- En y réfléchissant tu as peut-être raison, je devrais pouvoir réduire assez facilement le temps passé devant la TV.
- Tu vois, tu trouves déjà des solutions ! Bon Marc il faut que j'y aille, ça m'a fait plaisir de discuter avec toi. Bonne chance avec tes projets et ton emploi du temps.
- Ça m'a aussi fait plaisir de te revoir, il faut qu'on aille manger ensemble un de ces jours. Merci en tout cas pour tes conseils, je n'en attendais pas moins de toi !

Marc conclut la conversation d'un ton légèrement provocateur, mais il ne regrettait pas d'avoir parlé à John : son ami avait été, une fois de plus, de bon conseil. Il allait repenser son emploi du temps le soir même et voir comment il pourrait supprimer des activités inutiles, en particulier le week-end : En y réfléchissant, Marc se rendait compte qu'il passait quand même plusieurs heures le dimanche à regarder des émissions sans grand intérêt à la TV. Il pourrait facilement libérer une heure pour faire une bonne session.

Que retenir de cette expérience ?

Que faire en cas de pic d'activité durant lequel vous n'avez vraiment plus le temps de vous entraîner ? Cela peut arriver pour diverses raisons, en voici quelques-unes que rencontrent souvent les personnes que je conseille :

- Vous devez travailler tard pendant quelques temps pour finaliser un projet dans les délais convenus avec votre client, ou pour finaliser un rapport pour votre management, voir une présentation importante
- Vous travaillez avec des horaires irréguliers qui ne vous permettent pas d'organiser vos entraînements et repas
- Vous êtes souvent en déplacement professionnel et ne pouvez transporter votre matériel avec vous ou aller au fitness
- Vous avez un enfant en bas âge qui vous occupe même la nuit, ne vous laissant que quelques heures de répit pour dormir

Il est essentiel d'identifier la durée potentielle de ce pic d'activité : est-ce qu'il est passager ou est-ce qu'il faut s'attendre à ce qu'il soit prolongé sur le long terme ?

Si ces activités supplémentaires sont passagères :

Essayez de « sauver les meubles » : votre objectif durant cette période délicate va être de conserver votre niveau de forme. Vous progresserez à nouveau quand vous aurez plus de temps.

Au niveau nutritionnel :

Evitez à tout prix les grignotages ! C'est le risque principal durant ces périodes exigeantes où la fatigue s'accumule. Essayez de respecter votre programme alimentaire habituel en privilégiant les repas simples et vites faits. Préparez de grandes quantités : Pas pour tout manger en une fois, mais pour les séparer en portions que vous pourrez réchauffer au repas supplémentaire, c'est toujours du temps de gagné.

Achetez des aliments sains que vous aurez toujours à disposition : Il vaut mieux avoir une barre de céréales à portée de main, un yoghourt 0%, des fruits secs ou des galettes de riz plutôt qu'un paquet de chips. Si vous êtes vraiment à bout, autorisez-vous quelque chose qui vous fait **vraiment** plaisir, mais en petite quantité.

Faites également attention à l'alcool : une bière bien fraîche en rentrant d'une journée exigeante est toujours très tentante... mais également très calorifique ! Donc si vous voulez vraiment un apéro, attendez le vendredi pour l'avoir pleinement mérité.

Au niveau des entraînements physiques :

Là encore vous n'allez pas pouvoir faire des miracles si votre activité professionnelle vous épuise. Essayez quand même de garder aux moins deux sessions full body par semaine : une le weekend et une la semaine. Cela permettra de conserver votre forme. Une autre alternative intéressante si vous n'avez pas besoin de travailler le weekend est de faire :

- Une session half body supérieure le samedi
- Une session half body inférieure le dimanche
- Une session full body en milieu de semaine (mercredi par exemple)

Les exercices au travail seront plus utiles que jamais. Repassez la liste en revue et intégrez-en un maximum durant votre journée. Si nécessaire ajoutez des rappels sur votre smartphone ou votre ordinateur pour ne pas les oublier.

Enfin la marche rapide et les escaliers seront vos meilleurs alliés durant ces périodes. Bannissez l'ascenseur et visez trente minutes de marche rapide par jour, par exemple à midi.

Si ces activités supplémentaires ne sont pas passagères :
Il se peut que ce soit une question d'organisation : Suivez les conseils de John, réfléchissez à vos activités de la journée et essayez d'organiser votre temps pour mettre un programme de nutrition / entraînement minimal en place. Ensuite intensifiez-le. Par exemple mesurez le temps passé chaque jour à :

- Regarder la tv
- Surfer sur internet de manière récréative
- Lire des journaux

Si la somme des trois atteint une heure, cela veut dire que vous pouvez faire 30 minutes d'exercices tout en gardant 30 minutes de détente.

Même si ce n'est pas évident au premier abord, il y a souvent du temps mal utilisé dans notre journée qui peut être exploité. Réfléchissez bien à vos priorités et à vos objectifs. Obtenir un corps de rêve passe toujours par quelques sacrifices.

Pourtant il y a des cas où même après avoir étudié vos activités de la semaine, vous n'arrivez pas à débloquer du temps pour vos entraînements ou pour mettre votre programme d'Alimentation Optimale en place. A ce stade il est important de prendre du recul et de réfléchir à vos objectifs :

Est-ce que vous vous voulez réellement modifier votre corps ? Si oui, est-ce que vous êtes prêt à apporter des changements importants dans votre vie ? Le cas le plus fréquent est un travail qui occupe tout votre temps. J'ai connu ça pendant plusieurs années : Passer 12h par jour au bureau et continuer à lire et envoyer des emails en rentrant à la maison, travailler sur des présentations et des offres durant le weekend, etc…

A un moment donné j'ai réfléchi à ma vie actuelle et à mon avenir et je me suis rendu compte que mon job ne valait pas la peine de sacrifier ma vie. J'en ai donc changé et je n'ai jamais regretté ce choix ! Je suis toujours bien occupé, mais j'ai plus de temps libre et je gagne mieux ma vie. Contrairement à ce que dit le proverbe, l'herbe n'est pas toujours plus verte chez le voisin… mais parfois ça vaut le coup de jeter un coup d'œil.

Faites donc le point sur votre vie actuelle et ce que vous cherchez à atteindre.

Et voilà, l'objectif est atteint !

C'était le début de l'hiver et cela se ressentait. Il ne neigeait pas encore mais ça n'allait pas tarder. Fini les maillots de bain, les repas en terrasse et le sport à l'extérieur. Le temps était gris et l'air frais, mais l'approche des fêtes de fin d'année et leurs décorations lumineuses apportait une atmosphère chaleureuse et festive.

Marc était justement occupé à chercher des cadeaux pour sa famille et ses amis quand son téléphone sonna. C'était Sarah. Il ne l'avait plus entendue depuis quelques jours mais il savait qu'elle s'entraînait dur et qu'elle comptait bien arriver en forme pour les fêtes.

- Hey, salut Sarah !
- Salut coach !

Elle criait presque dans le téléphone, quelque chose la rendait visiblement folle de joie.

- Eh bien tu m'as l'air de très bonne humeur. Qu'est-ce qu'il t'arrive ?
- C'est génial, je suis trop contente, j'y suis enfin arrivée !!!
- Ah ? Mais à quoi donc ?
- A perdre une taille de plus pour mes jeans évidemment ! C'était mon objectif, je t'en ai parlé plusieurs fois ! Tu as vraiment une mémoire de hamster ?
- Ah oui, c'est vrai, mais tu sembles tellement contente que je pensais qu'il t'était arrivé quelque chose de spécial.
- Mais c'est spécial ! Tu ne te rends pas compte comme je suis contente. Je viens d'essayer plusieurs paires de jeans et j'ai pu entrer dans la taille que je visais. Et j'étais à l'aise ! Je n'ai pas eu besoin de rentrer mon ventre ou demander l'aide de la vendeuse pour entrer dedans.

- C'est génial Sarah, je suis vraiment content que tu y sois arrivée après tous tes efforts. Le travail a payé !

Marc parlait sincèrement. Après plusieurs mois d'entraînements en commun, il savait à quel point elle avait attendu ce moment.

- Oh oui le travail a payé. Mais tu sais, le plus étonnant est qu'après avoir changé mes habitudes ce n'était plus si difficile. Je continuais à progresser tout en ayant l'impression de devoir fournir moins d'efforts.
- Tu as justement atteint le stade final : tu as oublié tes mauvaises habitudes et tu as adopté un nouveau style de vie qui te plaît et te permet d'être en super forme. Je suis vraiment fier de toi. D'ailleurs ça se fête ! Si tu es disponible je t'invite au restaurant samedi prochain.
- Waoh tu es en plus un coach généreux, j'ai vraiment de la chance d'être tombée sur toi ! Ok pour le restaurant... mais sans excès.
- Bien sûr que non, ce serait dommage de tout arrêter et revenir en arrière.
- C'est justement ça le problème : je fais quoi maintenant ?!?

Sarah était troublée : elle avait changé de style de vie et atteint ses objectifs, mais elle ne voulait surtout pas reprendre les kilos perdus !

- C'est pourtant simple : tu continues. Mais tu dois « juste » garder ta forme actuelle alors que jusqu'à maintenant tu devais l'améliorer. Tu peux donc baisser l'intensité de tes entraînements ou te permettre plus d'écarts au niveau alimentaire.
- Ça ne me semble pas mal.

- Mais il faut aussi savoir réagir et faire plus attention si tu vois que tu reprends du poids : N'attends pas de ne plus pouvoir entrer dans tes jeans pour réagir.
- Non évidemment, d'ailleurs les fêtes de fin d'année vont être un bon test. Je vais faire attention tout en m'autorisant quelques écarts et en continuant le sport. On verra en janvier si c'est suffisant.
- Tu as tout compris. Il faut que je te laisse, on pourra en reparler samedi. Et encore bravo !
- Merci ! Je n'aurais pas pu y arriver sans toi, tes conseils et ton soutien m'ont aidé à me surpasser. A samedi.

Elle raccrocha et continua à savourer la joie d'avoir obtenu le corps de ses rêves. Il ne restait plus qu'à le garder…

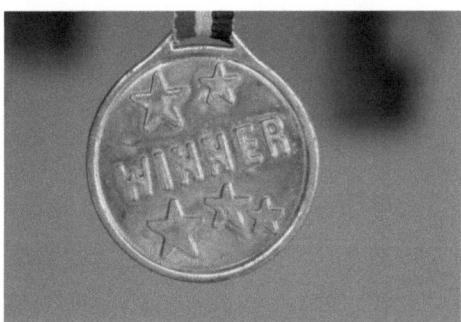

Que retenir de cette expérience ?

Croyez-moi, le jour J arrivera : vous vous regarderez dans le miroir ou monterez sur la balance et verrez ce que vous avez attendu depuis des semaines ou même des mois, le corps de vos rêves !

Vous vous en doutez probablement : C'est un moment magique et particulièrement agréable, le fruit de tous vos efforts et sacrifices. Fini les complexes, les moments de honte, d'envie ou de jalousie. Vous entrez dans le club des personnes fières de leur physique. Mais que faire maintenant que vous y êtes arrivé ? La première chose est évidemment de savourer ou même de fêter ça ! N'hésitez pas à vous prendre en photo pour comparer avec votre physique de départ et admirer les progrès. Vous pouvez également en parler à vos amis et à votre famille, partager ses succès fait toujours du bien au moral. Mais faites quand même attention aux réactions de jalousie.

Une fois que vous aurez bien célébré votre réussite il sera temps de faire le point. Car le but n'est pas seulement d'obtenir le corps de vos rêves, **mais également de le garder !** Rassurez-vous le plus gros du travail est derrière vous. Par contre si vous vous relâchez complètement et reprenez vos anciennes mauvaises habitudes, vous allez reprendre de la graisse du même coup. Oui, il n'y a malheureusement pas de miracle, les kilos perdus ne demandent qu'à revenir. Et les muscles ne demandent qu'à disparaître ! Néanmoins, **le corps que vous voyez dans le miroir devrait être une source de motivation quasi inépuisable pour ne pas vous relâcher totalement.**

C'est pour cela que nous allons maintenant regarder comment maintenir vos résultats. Tout d'abord faites un bilan de votre programme de remise en forme : Notez ce qui a fonctionné et ce qui au contraire n'a pas été efficace. Par exemple si les squats vous ont créé des douleurs aux genoux sur le long terme c'est qu'il faut y renoncer ou modifier la façon de les faire. Mais si vos encas à base de yoghourt 0% vous ont aidé à perdre du poids sans être affamé, alors il faut continuer. Réfléchissez en termes de motivation intrinsèque et extrinsèque : Notez les plats équilibrés et les activités physiques **qui vous font plaisir** et qui ne demandent pas de motivation extérieure. Ceux-ci seront les plus simples à garder sur le long terme. S'il n'y en a pas ou trop peu, trouvez des motivations indirectes : aller plus loin dans votre transformation, coacher des personnes qui n'ont pas encore atteint leurs objectifs, vous lancer de nouveaux défis comme des compétitions. Il en existe de nombreuses, même une fois que votre objectif principal est atteint.

C'est simple mais prenez quelques minutes pour faire ce bilan et le noter. Sinon dans six mois vous ne vous en souviendrez plus ! Vous commencez peut-être à entrevoir le principe : pour maintenir votre forme il va falloir garder certains des principes que vous avez utilisé dans votre programme, mais pas tous ou de manière moins stricte. Par exemple il faut continuer à vous entraîner, mais deux sessions par semaine deviennent suffisantes. De même il faut continuer à faire attention à ce que vous mangez, mais vous pouvez faire plus d'écarts. Les 7 principes essentiels restent plus que jamais valables et je vous conseille de les garder en tête.

La chose la plus importante et qui demande peu d'efforts est de contrôler votre évolution : Votre aspect physique va varier en fonction du temps et de votre humeur. De petites variations ne sont pas problématiques et mêmes normales. Dans mon cas je sais que je prends 1-2 kg durant l'hiver, **mais ça ne me stress pas spécialement car je sais que je vais faire un petit effort au printemps pour les perdre.** Mais faites attention aux changements importants :

- Est-ce que vous voyez toujours vos muscles bien dessinés dans votre miroir (par exemple vos abdos) ?
- Est-ce que votre pantalon vous sert ?
- Est-ce que votre poids a augmenté de plus de 2kg ?
- Est-ce que vous avez passé plus de 2 semaines sans faire d'exercice ?

Si vous avez répondu oui à une de ces questions c'est que vous vous êtes un peu trop relâché. Inutile de paniquer, mais il faut réagir. Plus vous attendez et plus il sera difficile de perdre les kilos repris et de retrouver vos muscles. Par contre, si vous prenez des actions rapidement vous reviendrez à la normale en quelques jours. En particulier après les fêtes.

Pour commencer, réfléchissez à ce que vous avez changé depuis que vous avez atteint vos objectifs :

- Est-ce que vous mangez moins équilibré ou en plus grande quantité ?
- Est-ce que vous faites moins d'exercice ou de sport ?
- Est-ce qu'il y a eu d'autres changements dans votre vie qui pourraient être la source de cette prise de poids ?

Réajustez alors votre programme. L'autre avantage de ne pas attendre est que vous n'aurez pas totalement oublié les bonnes pratiques qui vont ont menées au succès ! **Le but à long terme est de minimiser l'effet yo yo**, bien connu des adeptes des régimes : Enchaîner les phases de prise et de perte de poids. Je dis bien minimiser car il n'est pas possible de le supprimer totalement, mais **au fil du temps vous allez comprendre comment votre corps réagit à votre mode de vie**. Vous saurez alors ce que vous pouvez vous permettre sans arrière-pensée et ce qui nécessitera une compensation.

C'est en quelques sortes le stade ultime et le plus agréable : vous n'avez plus besoin de suivre de régime alimentaire particulier, ni d'entraînement physique spécifique, votre mode vie vous permet de garder le physique de vos rêves ! Cela ne va pas se faire en une semaine, mais une fois que vous aurez atteint cette étape vous pourrez être serein vis-à-vis de l'avenir.

En résumé :

Comme vous avez pu le voir, les sources de motivation sont nombreuses ! Fixez des objectifs ambitieux et ensuite regardez autour de vous : inspirez-vous des gens que vous admirez, parlez de vos progrès avec vos collègues et amis et ne renoncez pas lorsque vous passez dans une période difficile. Repensez régulièrement aux sept principes, ils sont là pour vous aider dans ce genre de cas.

Obtenir le corps de ses rêves n'est pas une chose facile, sinon le surpoids n'existerait pas. Mais en suivant ces recommandations vous surmonterez les difficultés qui stoppent les autres personnes et ferez partie de celles qui atteignent leurs buts et peuvent se regarder fièrement dans le miroir ! Et croyez-moi, vous ne le regretterez pas.

Conclusion :

Voilà, vous arrivez à la fin de la lecture de l'Entrainement3D. J'espère que vous avez pris du plaisir à le parcourir et qu'il vous a aidé ou vous aidera dans votre quête du corps de vos rêves. Voyez votre transformation comme un voyage, il y aura des bons moments et parfois des périodes difficiles, mais il mérite d'être vécu !

N'oubliez pas de venir lire mon blog sur entrainement3d.com, vous y trouverez de nombreux conseils additionnels. Et n'hésitez pas à y laisser vos commentaires, je les lirai avec intérêt et vous répondrai.

Si vous avez tout lu mais que vous n'avez pas encore commencé à appliquer les sept principes de l'Express Training, de la Nutrition Optimale et du Mental d'Acier, alors il est plus que temps de commencer, vous savez tout ce qu'il faut savoir. Il est temps de vous mettre au travail.

Pour conclure, je ne vous souhaite pas bonne chance, car elle ne vous aidera pas : Soyez ambitieux, et ne lâchez rien, voilà ce qui fonctionnera !

Cordialement,

Lionel Matthey

Lexique des exercices

Abdos : Il n'y a pas d'exercice avec ce nom, mais on l'utilise souvent pour faire référence aux **crunchs**.

Appuis faciaux : Aussi appelé « **push ups** ». Exercice de renforcement des triceps et pectoraux. Couché face contre terre, en appui sur les bras tendus, fléchissez les bras pour descendre jusqu'au sol puis tendez les bras pour remonter.

Archer push ups : Variante des **appuis faciaux** avec les bras écartés. Fléchissez un bras en même temps que vous tendez l'autre.

Burpees : Combinaison entre les squats et les appuis faciaux. Démarrez debout, faites un appui facial, remettez-vous debout et faites un saut en extension les bras tendus vers le haut.

Chaise : Exercice statique de renforcement des quadriceps (cuisses). Appuyez votre dos contre un mur et descendez comme si vous étiez assis sur une chaise. Gardez la position le plus longtemps possible.

Chameau : Exercice de renforcement des mollets. Penchez-vous à l'horizontale en prenant appuis contre un support. Puis faites une extension des mollets.

Chest fly on : Exercice de renforcement des pectoraux. Couché sur le sol ou sur un banc bras écartées, rapprochés vos mains au-dessus de votre poitrine en faisant un arc de cercle avec chaque bras.

Climbers : Exercice de renforcement des abdos, voir « **Grimpeur** »

Coups de genou : Exercice de renforcement des abdos. Debout, montez vos genoux à tour de rôle jusqu'à votre poitrine.

Coups de talon : Exercice de renforcement des fessiers. A quatre pattes par terre, ramenez votre genou contre votre poitrine puis tendez votre jambe derrière vous.

Crossed crunchs : Exercice de renforcement des abdos obliques. La position est la même que pour les crunchs, sauf que vous amenez votre coude vers votre genou opposé.

Crunchs : Exercice de renforcement des abdominaux. Couché sur le dos, les pieds à plat par terre. Soulevez votre buste en contractant vos abdominaux.

Curls : Exercice de renforcement des biceps. Debout ou assis, les bras tendus vers le bas avec un poids dans chaque main. Remontez le poids vers votre épaule en effectuant un arc de cercle avec votre avant-bras.

Développé couché : Exercice de renforcement des triceps et pectoraux. Couché sur le dos avec un poids dans chaque main, tendez les bras verticalement au-dessus de vous.

Développé incliné : Exercice de renforcement des triceps, épaules et pectoraux. Même principe que le développé couché mais en étant sur un banc incliné.

Développé militaire : Exercice de renforcement des triceps et épaules. Debout ou assis avec un poids dans chaque main, tendez les bras à la verticale.

Dips : Exercice de renforcement des triceps et pectoraux. Les mains en appui sur deux supports de chaque côté de votre corps, laissez descendre votre corps en fléchissant les bras, puis remontez.

Elévations latérales : Exercice de renforcement des épaules. Debout, un poids dans chaque main, levez les bras latéralement jusqu'à ce qu'ils soient à l'horizontale, puis redescendez.

Elévations frontales : Exercice de renforcement des épaules. Debout, un poids dans chaque main, levez les bras devant vous de façon alternée jusqu'à ce qu'ils soient à l'horizontale.

Extension des jambes : Exercice de renforcement des abdos inférieurs. Couché sur le dos, les mains sous les hanches, levez les deux jambes jusqu'à ce qu'elles soient presque à la verticale, puis redescendez.

Extension des jambes inversées : Exercice de renforcement des lombaires (dos). Couché sur le ventre, levez les deux jambes de quelques centimètres puis redescendez.

Extension des jambes latérales : Exercice de renforcement des fessiers. Au sol, à quatre pattes ou couché sur le côté, effectuez un quart de cercle avec la jambe supérieure de façon à l'amener presque à la verticale. Alternez les jambes.

Extension des hanches : Exercice de renforcement des fessiers. Couché sur le dos, les pieds posés à plat par terre, soulevez vos hanches jusqu'à ce qu'elles soient alignées avec vos jambes, puis redescendez sans toucher le sol.

Extension du buste : Exercice de renforcement du dos. Couché sur le ventre, soulevez votre buste de façon à décoller votre poitrine du sol de quelques centimètres.

Extension du mollet : Exercice de renforcement des mollets. Debout sur un rebord, les talons « dans le vide », mettez-vous sur la pointe des pieds et redescendez.

Extensions verticales : exercice de renforcement des triceps et pectoraux, voir sous « **dips** ».

Grimpeur : Exercice de renforcement des abdos. En position d'appuis faciaux, amenez vos pieds à tour de rôle sous votre poitrine.

Hip raise : Exercice de renforcement des fessiers, voir sous « **extension des hanches** ».

Pompes : Exercice de renforcement des triceps et pectoraux, voir sous « **appuis faciaux** ».

Push ups : Exercice de renforcement des triceps et pectoraux, voir sous « **appuis faciaux** ».

Rotations du buste : Exercice de renforcement des abdos obliques. Debout, tenez un poids devant vous à hauteur de poitrine et tournez votre buste de gauche à droite.

Squats : Exercice de renforcement des quadriceps (cuisses). Debout, pieds parallèles, descendez en position accroupie et remontez.

Squats une jambe : Exercice de renforcement des quadriceps (cuisses) et fessiers dans une certaine mesure. Même mouvement que les squats mais sur une jambe.

Squats latéraux : Exercice de renforcement des cuisses (partie latérale). Démarrez debout jambes écartées et fléchissez une jambe à tour de rôle tout en tendant la 2ème.

Fentes : Exercice de renforcement des ischios, fessiers et quadriceps. Debout, pieds parallèles, posez un pied devant vous tout en fléchissant les jambes jusqu'à avoir le genou opposé au sol, puis alternez.

Tractions : Exercice de renforcement des biceps et grands dorsaux. Accrochez-vous à une barre de façon à ne plus toucher le sol, puis fléchissez les bras pour que votre menton remonte au niveau de la barre.